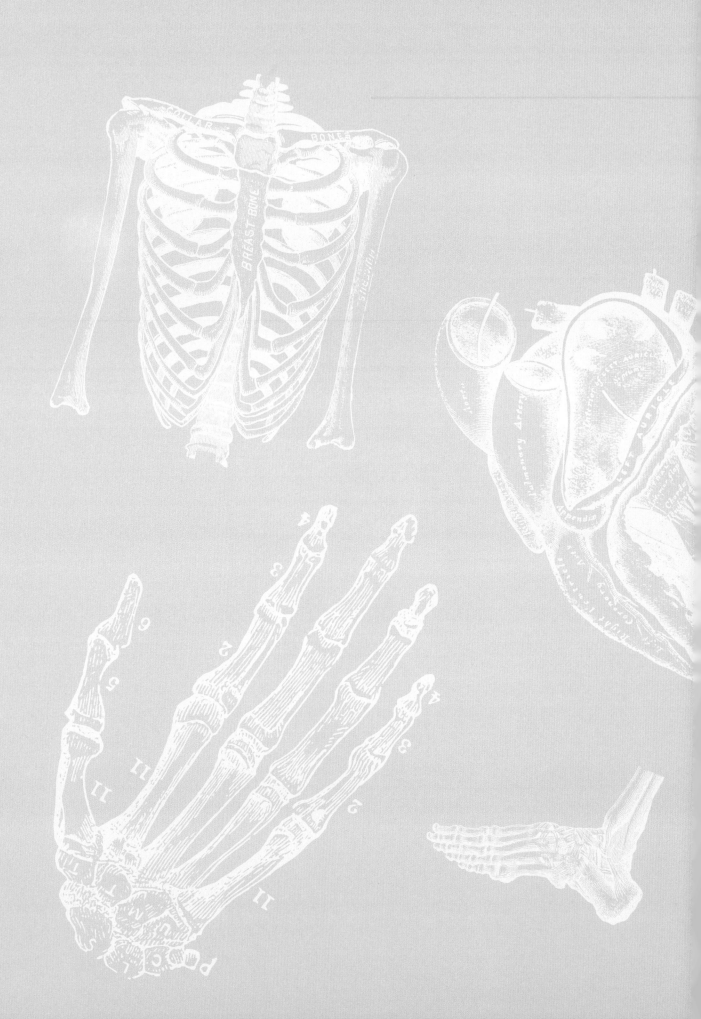

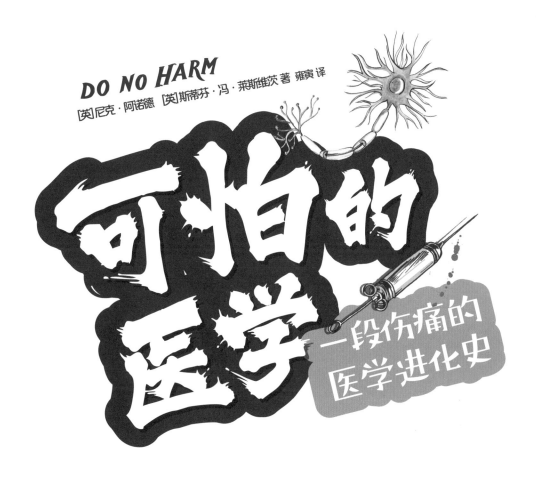

DO NO HARM

[英]尼克·阿诺德 [英]斯蒂芬·冯·莱斯维茨 著 雍寅 译

可怕的医学

一段伤痛的医学进化史

湖南科学技术出版社

·长沙·

目　录

亲爱的读者，你好！ ………………………………………… 4

第一章

一切的开端 …………………………………………………… 6

看看身体的内部结构 ……………………………………… 8

早期人类对身体的探索 …………………………………… 10

早期的解剖学 ……………………………………………… 12

医生变罪犯 ………………………………………………… 14

诊断疾病 …………………………………………………… 16

阴森的 X 射线 ……………………………………………… 18

显微镜和细胞 ……………………………………………… 20

第二章

抗菌之战 …………………………………………………… 22

疯狂的医疗 ………………………………………………… 24

烈性传染病 ………………………………………………… 26

危险的手术 ………………………………………………… 28

消灭病菌 …………………………………………………… 30

更安全的手术 ……………………………………………… 32

疫苗接种 …………………………………………………… 34

"魔法子弹" ………………………………………………… 36

发霉的甜瓜拯救数百万人 ………………………………… 38

第三章

人体外部结构 ……………………………………………… 40

强韧的身体部位 ···································· 42

可怕的"痘痘" ···································· 44

可恶的麻风病 ···································· 46

严重的伤口 ·· 48

大量出血 ·· 50

残忍的皮肤手术 ·································· 52

嘴张大! ·· 54

第四章

感官的冲击 ·· 56

声音与香味 ·· 58

看见光明 ·· 60

眼见为实 ·· 62

耳朵里的号角 ···································· 64

助听器 ··· 66

第五章

探究人脑 ·· 68

人脑是如何工作的? ·························· 70

早期治疗脑损伤的办法 ···················· 72

恐怖的人脑实验 ································ 74

饱受摧残的脑 ···································· 76

心电感应 ·· 78

残酷的精神病疗法 ···························· 80

第六章

忙碌的器官 ·· 82

恢复心跳! ·· 84

维持呼吸！ 86

饥饿的消化系统 88

消化过程的发现 90

清除废物 92

清理废物的苦恼 94

了不起的移植手术 96

第七章

骨头、肌肉和恐怖的医院 98

肌肉 100

断裂的骨头 102

人造假肢 104

恐怖的医院 106

好护士，差护士 108

第八章

变化的身体 110

分娩之痛 112

什么是基因 114

基因的发现 116

抗击癌症 118

延缓衰老 120

延年益寿的新方法 122

写在最后 124

索引 126

亲爱的读者，你好！

我们每个人都有身体，每个人也都会生病。在这本书里，我们将向大家介绍与人体有关的各种知识，以及医生寻找治疗方法的艰辛历程。

我们的书名叫作"**不要伤害**"（do no harm）（当然，现在你也可以叫它"可怕的医学"）。两千多年前，希腊的著名医生希波克拉底（约公元前 460—前 370）建议医生要对病人"实施救治"（do good）。如果医生做不到"实施救治"（do good），那么至少应该"不要伤害"（do no harm）病人。

这是一个伟大的思想——从那以后，医生们一直努力遵循这一人性化的指导原则。只不过他们也有失败的时候。

这并非出自他们的本意。医生也不想伤害病人——然而事与愿违。他们之所以对患者造成了伤害，是因为他们的医治思路有问题，或是诊疗手段不正确。在

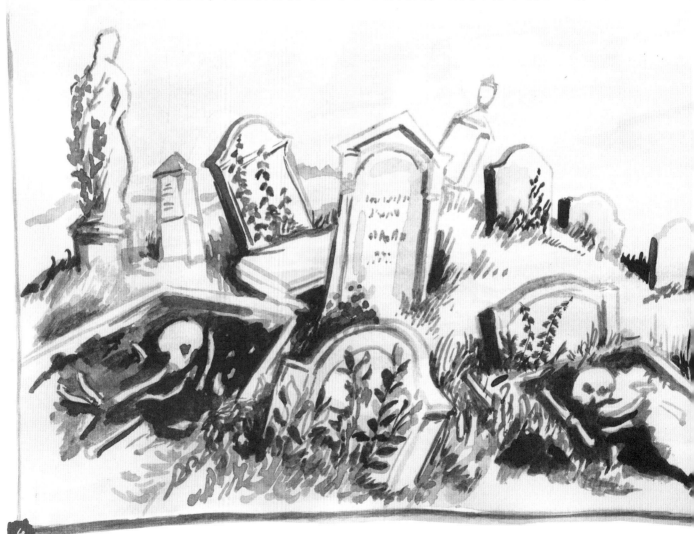

医学上，错误的治疗方式可能比不治疗更加糟糕。事实上，很多患者因为错误的医疗失去了生命。读到这里，你可能会觉得我们的书名是一种残酷的讽刺。不过，这么想你就错了。

医学面对的不全是死亡和不幸。有的医生找到了正确的方法，他们对病人"实施了救治"。随着时间的推移，医生逐渐学会如何治愈病人，如何治疗或者预防致命的疾病。他们不轻言放弃的决心，点亮了为所有人类创造更加健康的未来的希望。

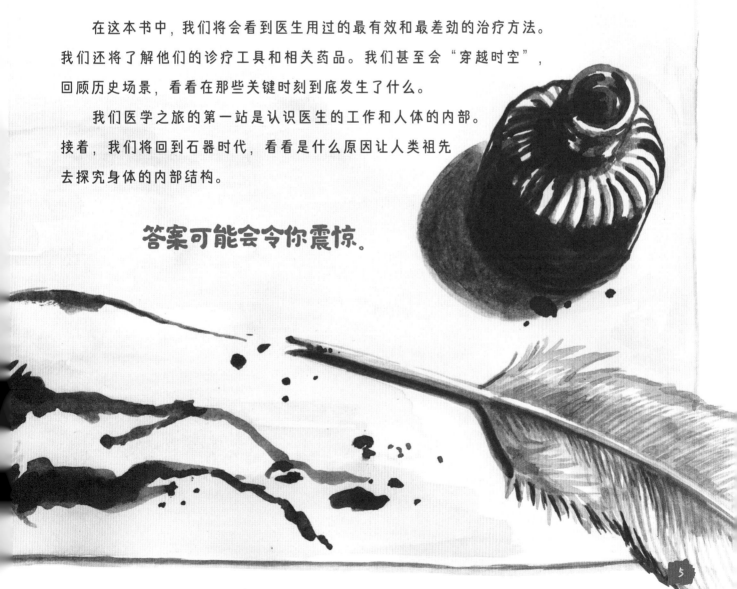

在这本书中，我们将会看到医生用过的最有效和最差劲的治疗方法。我们还将了解他们的诊疗工具和相关药品。我们甚至会"穿越时空"，回顾历史场景，看看在那些关键时刻到底发生了什么。

我们医学之旅的第一站是认识医生的工作和人体的内部。接着，我们将回到石器时代，看看是什么原因让人类祖先去探究身体的内部结构。

答案可能会令你震惊。

第一章

一切的开端

在这一章里，我们将会看到早期的医生是如何检查身体内部的。不过话说回来，你知道医生究竟是什么人吗？他们都做些什么呢？

你还记得自己上次身体不舒服去医院看病是什么时候吗？医生的职责就是利用医疗技能和知识，找出病人的病因，并促进病情好转。

专科医生的种类很多——有的负责医治身体的某个部位或特定的疾病，有的专门为儿童或老年人看病。我们生病时一般看的是当地的医生，这个人往往不是某个领域的专家，而是"全科医生"（或简称"GP"）。全科医生会尝试帮我们找到病因。如果他们解决不了的话，就会将我们转给当地医院的专科医生。

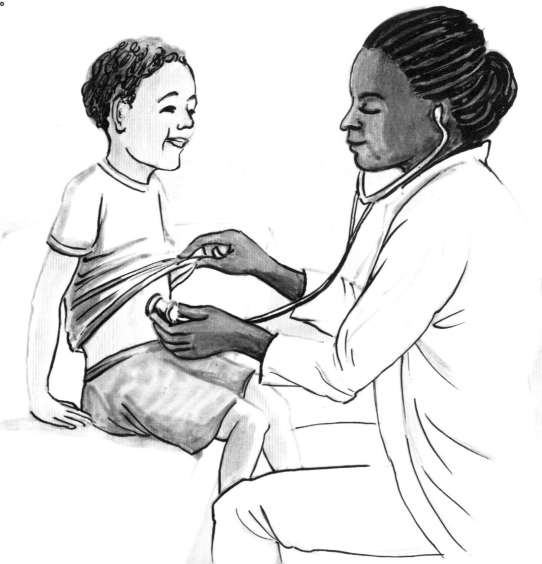

✚ 医学界中的女性

在这本书中，我们很少能看到女性医生的身影。这是因为几百年来，男性医生几乎不允许女性接受医学培训。

这些肤浅的，而且自以为是的男医生认为，女性见不得血腥的场面，也不够聪明。这显然是极度的偏见，毕竟女性不但能够照顾好病人，还更方便为孕妇接生。更重要的是，历史上确实有一部分女性成为医生：例如，在中国的南北朝到明朝期间，就有专门为有钱人家女性看病的女医生。

✚ 偷偷行医

一直到 19 世纪，欧洲女性仍然没有机会接受医学培训。为了学习医术，一位名叫玛格丽特·巴里的女子把自己乔装成男孩。她自称詹姆斯，并在之后一直女扮男装。最后，她成了英国顶级的军医！

后来，女性不断向医学院施压，要求接受医学培训。伊丽莎白·布莱克韦尔（1821—1910）就是第一批女医生中的一员。在被 16 所医学院拒绝入学以后，她最终于 1849 年在美国成为医生。她在多项考试中都名列前茅。

如何当一名医生

1. 仔细询问病人的健康状况、饮食和生活方式。
2. 仔细检查他们的身体症状（有哪些患病的迹象）。
3. 结合 1 和 2 的信息，找出病因。这一步叫作"**诊断**"。
4. 利用知识和经验，判断这些症状今后会发生什么变化。这一步叫作"**预后**"。
5. 给出相应的治疗建议。这一步叫作"**开处方**"。

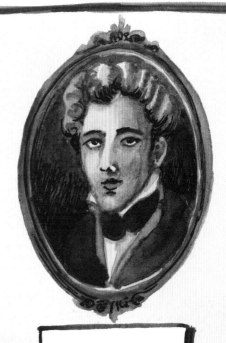

玛格丽特·巴里

看看身体的内部结构

我们的身体部位（比如心脏、脑或者肝脏）的科学名称叫作器官。每个器官都担负了至少一项维持健康的重要使命。和建筑物一样，器官也需要结构支撑，否则身体就会散架。我们的"身体支架"——骨架，是由 206 块骨头组成的，它能将每个器官固定在各自的位置上。这些骨头在 650 多块肌肉的牵引下，让我们可以做出各种有趣的动作。

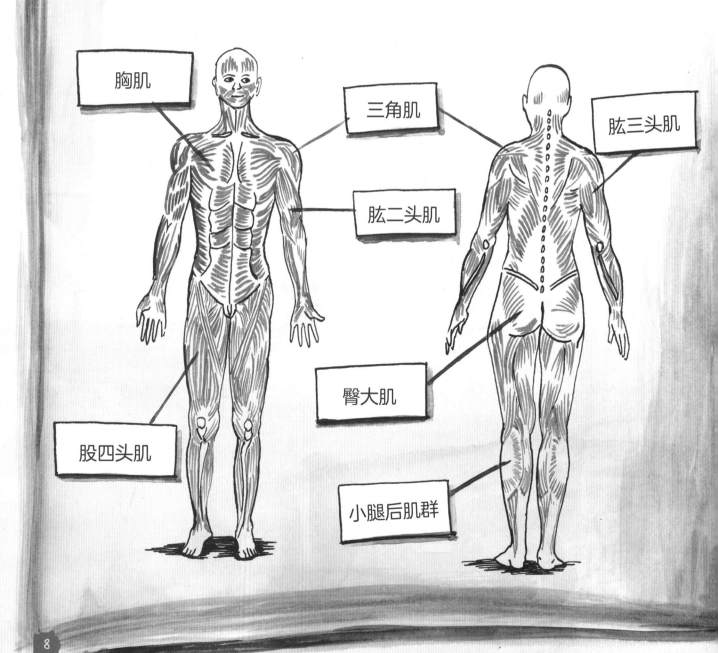

胸肌

三角肌

肱三头肌

肱二头肌

臀大肌

股四头肌

小腿后肌群

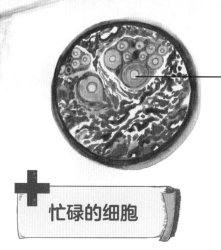

显微镜下的人体细胞

这些知识听上去或许有些复杂，但是和显微镜下让人惊叹的身体细节相比，它们根本算不了什么。从微观角度来看，身体是由细胞构成的，每个细胞都在为了维持自身活力而努力工作。

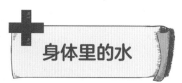

忙碌的细胞

人体内有超过 30 万亿个细胞。每秒钟就有 100 万个细胞死亡——因此，在你美美地睡完一觉的时候，身体里已经有大约 1.5 千克的细胞死掉了！但幸好，大部分细胞在不停地自我分裂，制造出更多细胞来顶替失去的同伴。否则按照这样的消亡速度，你可能会消失在深夜里。

但是，并非身体里的每一个细胞都属于你自己。除了 30 万亿个身体细胞外，你还携带了差不多数量的微生物——细菌。它们大多生活在皮肤上、肠道和呼吸道中。不必觉得恶心，也用不着害怕，这很正常。我们体内的大多数细菌并没有危害，有的还有益于健康。*

身体里的水

细胞以及细菌是由复杂的化学物质构成的，它们会通过复杂的反应来维持我们的生存。然而，并非所有化学物质都那么神秘——在这其中我们最常见的就是水。你知道吗？我们体重的三分之二都是水。而且，身体某些部位的含水量甚至会更多。例如，血液里 93% 是水，眼球中的透明物质（叫作"玻璃体"）里 98% 是水。我们肺的含水量比土豆还要多，就连我们的骨头里也含有 30% 的水。水不但可以降低体温，还会对一些重要工作起到辅助作用，比如消化食物。

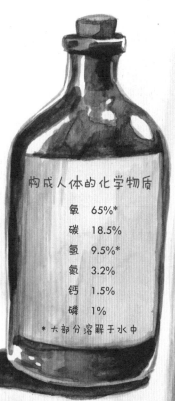

构成人体的化学物质

氧	65%*
碳	18.5%
氢	9.5%*
氮	3.2%
钙	1.5%
磷	1%

* 大部分溶解于水中

难怪人离开了水就无法生存。

★ 翻至第 38 面，了解更多关于健康细菌的知识

早期人类对身体的探索

人类祖先的生活十分艰辛。从他们骨头上已经愈合的痕迹或者致命伤可以看出，他们曾经遭遇过意外或者暴行。早期人类肯定见过一些非常可怕的创伤，当然也包括已经死去的同类。

在石器时代，很多地方的人在安葬死者之前，会剥除尸体上的皮肉。土耳其人在下葬前会用动物的角和头骨在尸体裸露的骨头上作画。不过在有些地方，人们切碎尸体可能是出于更加残忍的目的。

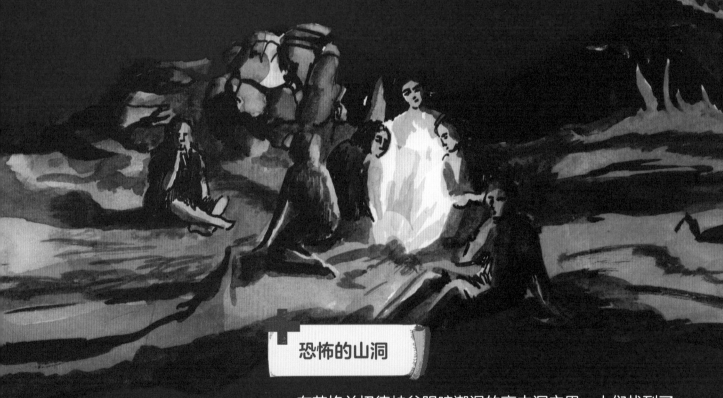

恐怖的山洞

在英格兰切德峡谷阴暗潮湿的高夫洞穴里，人们找到了14700 年前的骨头。这些骨头曾被切开嚼碎过……是人类干的。他们就是早期的食人族！或许他们是饿了，又或者他们是想通过吃掉尸体来纪念这些死者？

古埃及的墓葬

随着时间的推移，许多文明开始为逝者举办更加复杂的仪式，人们也因此获得了更多研究尸体的机会。古埃及人认为，尸体必须被保存起来，才能让灵魂在来世继续存活。所幸这并不困难，因为埃及干燥的沙地非常适合保存尸体。但是，只有有钱人才能负担得起这种奢侈的做法——将尸体制成木乃伊。

制作木乃伊需要去除人体的大部分器官，因此这些制作人对人体的内部结构渐渐熟悉起来。只不过，比起研究人体，他们对制作木乃伊更感兴趣。

如何制作埃及木乃伊

1. 清洗尸体。将它剖开，取出肠子及其他器官。保留心脏——木乃伊需要用它来思考。

2. 用带钩的金属工具顺着鼻孔伸进头部，将脑组织一块块勾出来丢掉。木乃伊用不着它们。

3. 给尸体里塞满一种叫泡碱的盐，再用泡碱覆盖尸体表面。然后将尸体放置70天。

4. 等泡碱吸干尸体的水分后，将尸体洗干净，用亚麻布条紧紧包裹起来。然后，用亚麻布填充尸体凹陷的部位，并为它安上假眼球，好让它看起来栩栩如生。

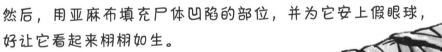

早期的解剖学

公元前 225 年左右，埃及的亚历山大城发生了一件令人震惊的事。有人出于研究而非宗教的目的切开了一具尸体。这可是前所未有的事情。过去，希腊科学家只解剖过动物，还从来没有切开过人的身体。

解剖尸体的是希罗菲卢斯（公元前 320—? ），他想研究身体的各个组成部分。这项科学被称之为解剖学。希罗菲卢斯得到了皇室的支持。国王托勒密一世甚至允许他解剖被处决的罪犯。通过解剖，希罗菲卢斯发现身体的每个部位都有自己的功能，它们在系统中协同工作。例如，他发现消化系统负责处理食物，而神经系统与人脑相连。和制作木乃伊的那群人不同，希罗菲卢斯认识到脑部才是人进行思考的器官。

无所不知的盖伦

罗马人在征服了欧洲大部分地区后，出于宗教的原因，他们严禁解剖人体。对于古罗马的顶级医生盖伦（约 129—约 200）来说，这是个坏消息。盖伦的父亲和蔼可亲并且非常有钱，他的母亲脾气暴躁。盖伦和他母亲很像。他总是自以为是，并且执着于向所有人证明自己是对的。遗憾的是，盖伦并非总是正确的。按照规定，他无法解剖人体，只能解剖类人猿和猪，因此他犯了很多解剖学方面的错误。让我们来看看他当时的笔记。

我的最新发现

动脉和静脉血管从身体获取血液。它们之间没有血管相连。动脉将血液送往脑部和腿部，静脉将血液送至胃部。

埃利乌斯·盖伦纳斯

现代科学笔记

动脉和静脉是相连的。动脉将心脏的血液送往全身各处，静脉将血液送回心脏。

✚ 被误导的医学

盖伦的错误对后世的研究造成了很大的影响，毕竟他是一个重要人物。他是几任罗马皇帝的医生，还写过 500 多部著作。有时，盖伦需要 20 名抄写员来抄写并复制他的书。他偶尔也有对的时候。比如，他断定咽喉（嗓子）是发声的部位。但之后 1000 多年里，没有人敢说这位神医有错。

令人无奈的是，人体解剖一直被禁止着。直到 14 世纪，意大利才允许医学院实施一部分解剖。尽管如此，老师们读的依旧是盖伦的著作，并且实际操作由助手来完成。他们只想证明盖伦是对的，而不是挑他的毛病！

医生变罪犯

到了 1500 年，欧洲开始提倡对自然和科学的探索精神。于是，一些人不再相信盖伦的观点了。

向医生们指出盖伦错误的是安德烈亚什·维萨里（1514—1564）。在学医期间，维萨里热衷于通过解剖来了解人体，为此他甚至从绞刑架上偷走了一名罪犯的骨头。他很快便发现了盖伦的错误。在成为解剖课老师后，他将人和类人猿的骨架摆在一起，向大家证明盖伦的理论其实是从类人猿身上得出来的。

✚ 解剖的需求

维萨里将研究成果写成了书，书中包含了大量生动的人体内部结构插图，深受人们的喜爱。受到维萨里的启发，医学院开展了更多的解剖活动。然而，可供解剖的尸体实在太少了，因为没有人希望自己死后被解剖，也没有足够多的死刑犯。于是，一些医生走上了犯罪的道路。

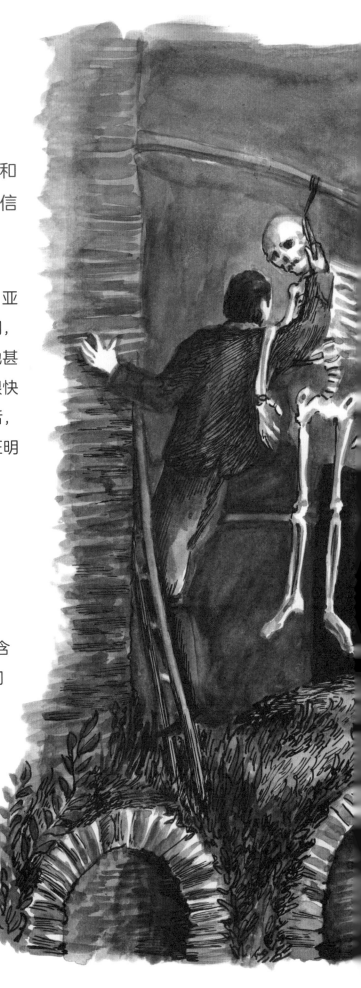

偷尸贼

在欧洲和北美等地，为了挖到尸体，犯罪分子经常在夜间出没于墓地。他们将尸体倒卖给医生。不安的人们只好守护在亲人的坟墓旁。有的人甚至在墓地周围装上了铁栅栏。在一些地方，偷尸贼甚至成了杀人犯。我们来看看关于这类犯罪的报道。

黑尔和伯克的罪行

1829年1月28日，在众人的围观下，犯了谋杀罪的威廉·伯克被处以绞刑。伯克及其同伙威廉·黑尔先后杀害了16个人。

黑尔和伯克将尸体卖给爱丁堡的解剖学家罗伯特·诺克斯医生。诺克斯只管解剖尸体，对于"尸体从哪儿来"这样的麻烦问题被他直接忽视。

黑尔和伯克实施了长达10个月的连续谋杀。他们将受害者骗到黑尔的住处，将他灌醉后捂死，再把尸体装进茶叶箱带给诺克斯医生。同黑尔住一栋楼的房客安·格雷在寻找自己丢失的长裤时，在一堆破布下面意外发现了新近受害者的尸体。于是，她立刻报警，这对残忍的凶手才终于落网。

在伯克的行刑现场，人们非常愤怒，因为黑尔提供了对伯克的不利证据后被释放了，而且诺克斯医生也没有受到任何指控。伯克的死刑结束后，他们二人就躲了起来。

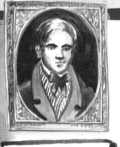
威廉·黑尔

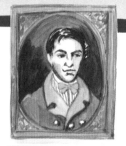
威廉·伯克

之后，数百人观看了医生解剖威廉·伯克的尸体。据说有一本笔记就是用他的皮装订的！

诊断疾病

到了英国维多利亚时代*，医生开始想办法在不切开身体、不伤害或者不杀掉任何人的前提下，对身体的内部展开研究。

最初，他们根据身体发出的声音进行诊断。奥地利医生利奥波德·奥恩布鲁格尔（1722—1809）发现，酿酒师通过敲击酒桶来分辨桶里装了多少酒。盛满酒的桶会发出沉闷而单调的响声——当我们轻敲胸腔时，如果里面堆积了有害液体，它也会发出类似的声音。

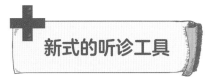

新式的听诊工具

早在古希腊时期**，医生就懂得检查病人的呼吸和心跳。1816 年，法国医生勒内·莱恩内克（1781—1826）看见两个孩子在玩一根棍子。其中一个小孩用针刮擦棍子的一头，另一个将耳朵凑在棍子的另一端听声音。莱恩内克大受启发，于是便用卷好的报纸筒来听患者的心跳。他还尝试过木管，两种办法都很管用。后来，莱恩内克发明了我们至今仍在使用的医疗器械——听诊器。

★维多利亚时代：一般指 1837—1901 年，英国维多利亚女王统治的时代。

★★古希腊时期：约公元前 800—前 146。

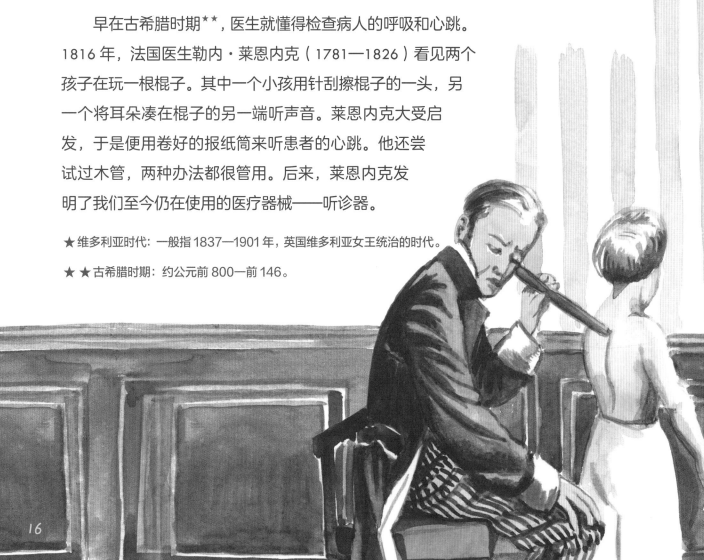

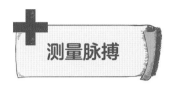

测量脉搏

检查患者心跳的另一种方法是测量脉搏。脉搏是由心脏跳动引起的血压上升。几个世纪以来，医生通过触摸颈部或者手腕来感受血液的脉动。1887年，萨穆埃尔·冯·巴施（1837—1905）发明了可以测量血压升降的血压计，到现在，我们仍然在使用它。

如何找到自己的脉搏

1. 伸出一只手，掌心向上。
2. 用另一只手的示指和中指轻轻按在拇指根部下方的手腕处。如果感觉不到脉搏，那么试着移动手指，或者稍微用力按压一下。
3. 运动会加快脉搏跳动。

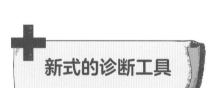

新式的诊断工具

在英国维多利亚时代，医生有了一些新式或者改进的诊断工具。1867年，托马斯·奥尔伯特（1836—1925）发明了可以测量体温的医用温度计。1851年，赫尔曼·冯·亥姆霍兹（1821—1894）开发出利用组合光源和放大镜来检查眼球内部的装置——眼底镜。现在我们仍然在使用它。

眼底镜为我们打开了通往眼睛深处的窗口。就在几十年后，一个诡异的实验竟然让医生能够透视病人的身体，看见他们的骨头。

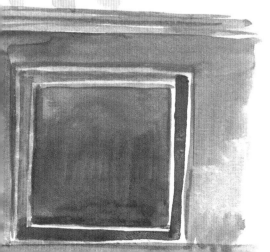

阴森的 X 射线

　　"X 射线"这个名字意味着它是神秘的射线。事实上，它和普通白光一样，也是放射线的一种。不同的是，X 射线能穿透包括皮肤在内的大部分固体物质。但是，它无法穿透骨头。

　　X 射线的发现纯属偶然。我们来还原一下当时的情景。德国科学家威廉·伦琴（1845—1923）正在研究电子束能不能穿透玻璃和卡纸的问题。

时间：1895 年 11 月 8 日，星期五下午
地点：德国维尔茨堡大学

　　威廉·伦琴又高又瘦，留着浓密的络腮胡。他正准备测试实验台上的设备：电极被牢牢固定在盖有黑色卡纸的玻璃管上，感应线圈也已经准备就绪。

　　伦琴熄了灯，打开电流开关。耀眼的电子束在管子里发光。黑色卡纸挡住了它的光芒。但是，在杂乱的实验室的另一头，有什么东西正在闪烁。

奇怪的亮光

　　那是一张纸上的字母"A"。伦琴用一种能在光下发光的化学物质写下这个字母，原本是为另一个实验准备的。每当伦琴发射电子束，这个字母就会发光。他想，这有点意思。是不是电子发出了一种看不见的光？这会不会就是"A"发光的原因？

伦琴的猜测没错。电子束击中管子末端时产生了 X 射线。他花了好几个星期不断做实验，为此还住在了实验室里。他用感光板代替卡纸，很快便有了新的发现：当他朝 X 射线举起一个铅块时，X 射线无法穿透铅块，但是却让他手部的骨头显了形。

医生发现，X 光片可以显示骨头和器官受伤的情况。但是，X 射线本身也会损伤细胞。在认识到它的危险性以前，人们还用 X 射线治疗过皮疹。有的病人和操作员因此患病身亡。如今，我们仍在使用 X 光机，不过改良后的机器已经更加安全了。

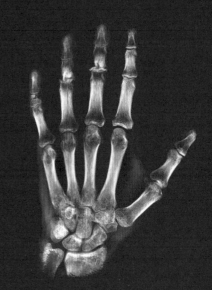

观察身体内部的现代仪器

·**磁共振成像（MRI）**仪器利用磁场和无线电波来生成计算机化的人体断层图像。

·**超声波诊断仪**向身体发射超出人耳听觉范围的声音。它通过检测回声来生成动态图像，例如，它能显示未出生胎儿的影像。

·**内窥镜**是一种装有微型摄像头的光学纤维。它细长而柔韧，可以通过身上的开口处（例如嘴巴）进入体内。

显微镜和细胞

16世纪，解剖学家认为他们正在揭开身体的奥秘。但是，我们身体里的东西远不止眼前看见的那些。还有很多微小的细节、细胞和细菌是人眼根本看不到的。

16世纪末，荷兰一位不知名的天才发明了显微镜。它的原理很简单——用光照射一个微小物体，然后通过两端装有透镜的管子来观察它。但是，早期的显微镜无法展示太多细节，它们还需要改进。

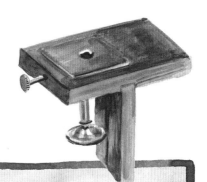

显微镜进化史

17世纪70年代——安东尼·范·列文虎克（1632—1723）造出了更高级的显微镜。可惜的是，他没有公开镜片的制造技术。

19世纪50年代——科学家有了能将物体切成薄片的切片机，于是可以在显微镜下观察到更清晰的图像。

1624年——意大利科学家伽利略·伽利雷（1564—1642）制作了一个改良版的显微镜。

1830年——约瑟夫·利斯特（1827—1912）用两种不同类型的玻璃来制作镜片。这样可以消除以往显微镜中出现的彩色光斑。

19世纪60年代起——新型的染色剂有助于突出细菌或者身体的细节。

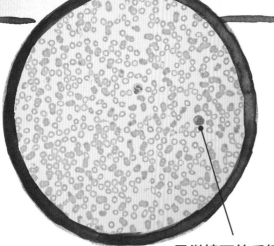

显微镜下的毛细血管

随着显微镜技术的进步，科学家有了更加惊人的发现。马尔切洛·马尔皮吉（1628—1694）观察到了毛细血管，这是连接动脉和静脉的细小血管。这就是盖伦不曾看到过的血管。

1665 年，脾气暴躁的科学家罗伯特·胡克（1635—1703）用他自制的显微镜观察一个软木片。放大后的木片看起来宛如蜂窝。胡克觉得它们很像修道士居住的小房间，于是便称它们为"细胞"*。事实上，他看到的是已经死亡的细胞。当时的胡克并不知道细胞是干什么的。

19 世纪 40 年代，德国科学家证实所有生物都含有细胞。他们还证明，疾病会攻击细胞。不过，此时的显微镜仍然具有局限性。光是以波的形式传播的，尽管光波很小，但是例如病毒等更小的物体在普通白光下却无法被观察到。

电子显微镜

解决这一问题的办法是利用电子，也就是形成 X 射线的那种粒子。1928 年，恩斯特·鲁斯卡（1906—1988）用电子显微镜向一个物体发射电子。最初，这一装置利用磁场来聚焦电子，不过之后的仪器还可以检测反射回来的电子，并将其转化为图像。1939 年，科学家观察到了细胞的内部结构。20 世纪 70 年代，他们甚至看到了原子。

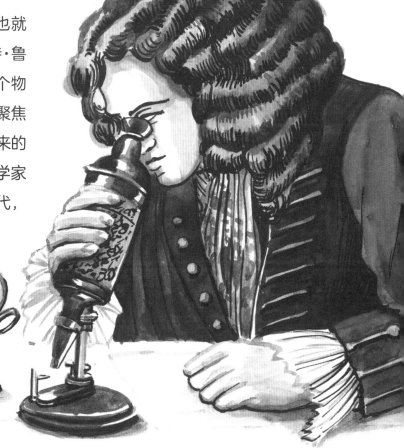

多亏了显微镜，医生才能看见他们有史以来最可怕的死对头……

★ "cell" 现译作"细胞"，其原本是"小房间"的意思。

第二章

抗菌之战

在每个家庭中，甚至就在我们的身体里，随时都在爆发着对抗病菌的激烈战争。那么，病菌究竟是什么？我们的身体又是如何与它们战斗的呢？

现在，请将自己想象成一个病菌。你的任务是突破图中女孩抵御疾病的四道防线。科学家将这些防线称为免疫系统。

第一道防线是由皮肤和鼻涕构成的。你可以顺着她手臂上的伤口入侵，不过很可能会被血液凝块拦住去路。你还可以趁她呼吸时从嘴巴或者鼻子入侵，但是也许会陷进黏糊糊的鼻涕里。

当你攻击她喉咙处的细胞时，她的第二道防线就会启动。这些细胞释放化学物质，引起肌肉酸痛和发热。这就是炎症反应。发热会使她的体温上升，让你难以生存。她还会分泌更多的鼻涕，将你冲出体外。

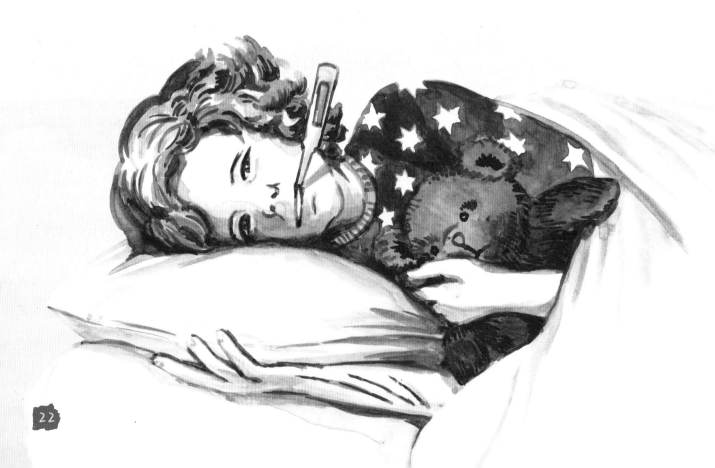

严阵以待

如果你侥幸活了下来，那么马上就会面对她的第三道防线！一支白细胞大军前来应战。它们有的会试图毒死你，有的准备围攻并吃掉你。同时，它们还会清理掉被你摧毁的身体细胞。万一事情到了一发不可收拾的地步，女孩的第四道防线就会采取行动。

白细胞"专家"开始不停地制造抗体（一种会粘在病菌身上的蛋白质）。很快，你浑身就会粘满抗体。最后，白细胞会过来将你彻底消灭。战斗结束——女孩赢了！

更重要的是，如果你的同类再来攻击这个女孩，细胞就会产生更多抗体，让入侵者毫无可乘之机。这就叫作"免疫力"。

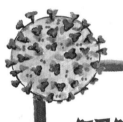

知己知彼

· **细菌**是单细胞生物。它们有各种各样的形状。虽然我们体内的细菌大都安分守己，但有的细菌会制造毒素，从而让我们生病。由细菌引起的疾病主要有食物中毒和传染病。

· **原生生物**是单细胞生物，它们比细菌的结构复杂。不同之处在于，它们只能在有水的身体部位生存。由原生生物引起的疾病主要有疟疾和昏睡病。

· **病毒**大约只有细菌的千分之一大小。它只能在活的细胞里进行复制，通常会使细胞遭到破坏。由病毒引起的疾病包括流感和新型冠状病毒肺炎。

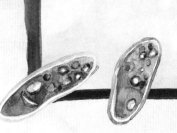

疯狂的医疗

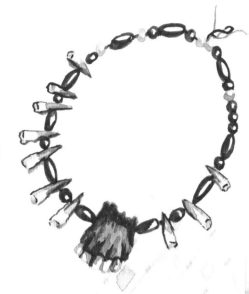

早期的医生没有那么见多识广。他们很少能找到致病的原因，因此总是尝试一些非常古怪的治疗方法。

在很多文明中，人们依靠宗教仪式和符咒来治病。为了保持健康，美洲的原住民巫医经常佩戴用人类牙齿或骨头制成的项链。疾病被视为一种来自上天的诅咒或惩罚。

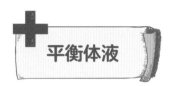

平衡体液

几个世纪以来，医生认为疾病是由于四种"体液"的不平衡造成的。他们将体液分为四种：血液、黑胆汁、黄胆汁和黏液。如果身体里某种体液过多，人就会生病。体液的平衡理论同样也被用来解释人的性格。

希波克拉底和盖伦都相信体液理论。甚至在英国维多利亚时代以前，医生都一直信奉这一思想。他们试图通过去除多余的体液来治病。因此，他们会让病人呕吐排泄，或者帮他们放血——割破病人的手臂，或者在他们身上放吸血蚂蟥。

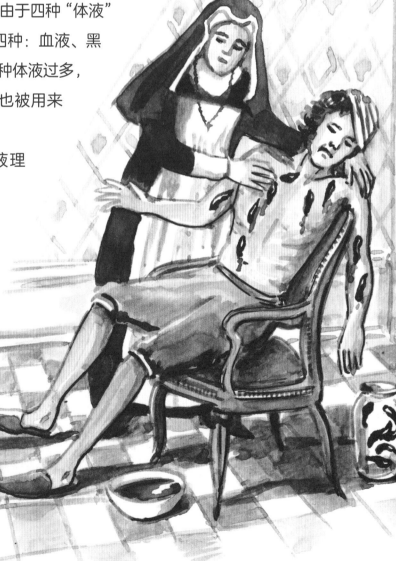

惨遭折磨的国王！

1685年，英国国王查理二世病倒了。医生让他呕吐和排泄。他们在他头上磨出水泡，在他脚上放鸽子粪。他们还为他放血，在他鼻子里塞毒药，然后让他服用一种用人类头骨磨制成的药。这些都是当时最有名的治疗方法，却依然没能挽救国王的生命。让我们一起看看那个时代的医书，上面记载的方法都是真实存在的！

植物的治愈力

当然，也不是所有的药都不起作用。草药确实具有疗效，医生经过反复摸索和试错终于找到了它们。例如，鸦片（来自罂粟种子）可以减轻疼痛，洋地黄（来自毛地黄花）可以加快心跳。不过，这些植物很多都具有毒性，过量服用这些药物可能会丧命。

医治之书

治疗斑疹伤寒

让患者的脚浸泡在蜂蜜和鸟食中，让鸽子来吃这些鸟食。

治疗牙痛

用磁铁抵住下巴，磁力会将疼痛吸出来。

治疗剑伤

将埃及木乃伊、蚯蚓、猪脑和被处决男人头骨上的苔藓混合起来，碾碎后涂抹在伤口上。

治疗痛风

服用一种名叫"千花水"的药。这种药很容易制作。唯一的原料就是牛尿。

▲ 以上方法请勿当真

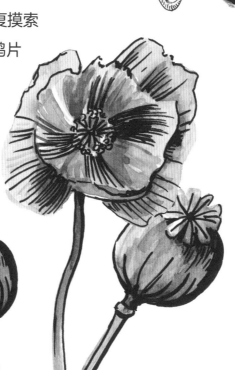

烈性传染病

当人们对某种疾病不具备免疫力时，这种疾病就有可能失去控制传播开来，形成流行病。如果一种流行病蔓延到全世界，它就成了大流行病。

大流行病很可能会成为"大规模杀手"。2020年，一种新型病毒导致了新型冠状病毒肺炎大流行。在这一年，几乎有200万人死亡。而1918年爆发的致命流感在那一年里将2500万人置于死地。不过，以往大流行病造成的死亡人数更加惊人。

在1348年至1353年间，由鼠蚤身上携带的细菌引发的腺鼠疫让5000万欧洲人丧命。患者会出现发热、呕吐、手臂下方肿胀等症状，很多人还会咳血。人们将这次鼠疫称为**"黑死病"**。

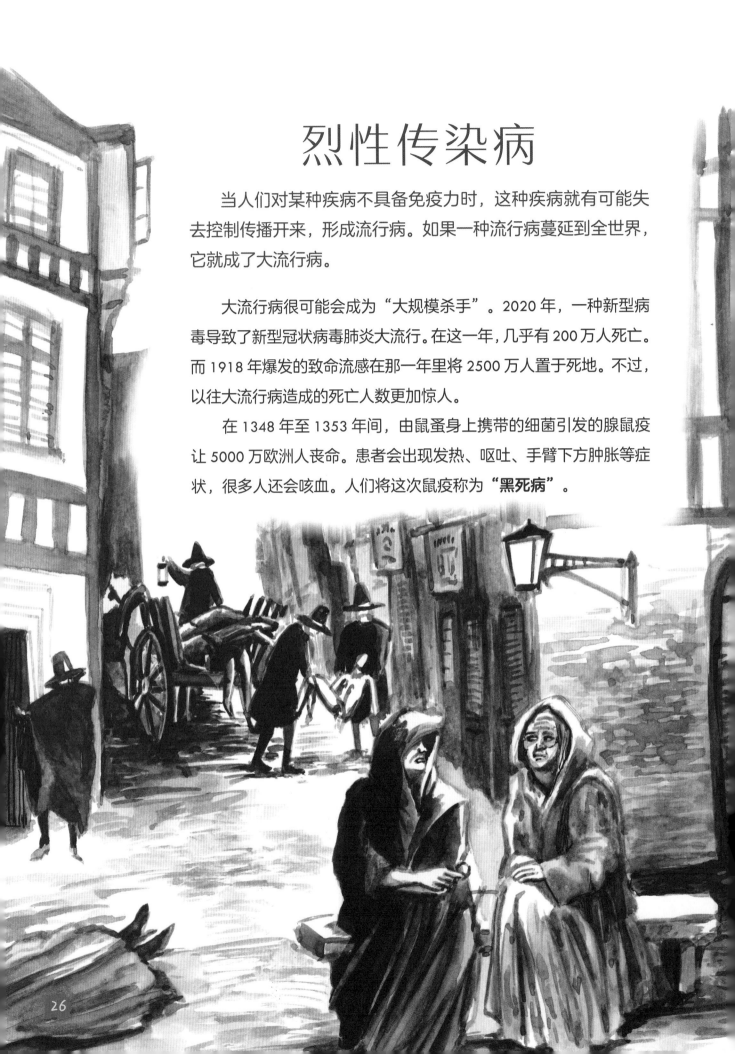

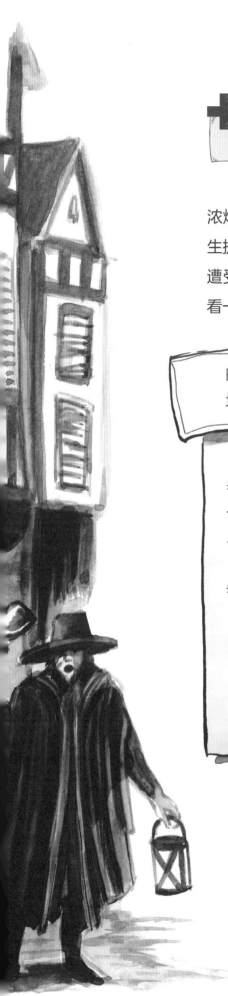

✚ 离奇的疗法

　　为了防止疫情蔓延，医生建议人们用羊尿洗澡或者在家中烧起浓烟，病人则将压碎的干蟾蜍涂抹在自己的疮口上。1665 年，医生提出用吸烟来抵御疾病的办法。伊顿公学的男孩因为拒绝吸烟还遭受过殴打。这一年，疫情在伦敦造成 75000 人死亡。我们来看看一下当时的情景。

> 时间：1665 年秋，夜幕降临
> 地点：伦敦

　　在狭窄的鹅卵石街道上，一户户房屋门窗紧闭。空气中弥漫着烧柴的烟味。大部分房屋的门上都画着一个红色十字，表示屋子里面有病人，屋子里的人不得擅自出门。两个衣衫褴褛的老妇人正在窃窃私语，其中一个拿出一枚锃亮的硬币。

　　"这是我在屋子里找到的。那家伙就剩一口气了，所以嘛……我送了他一程。"

　　另一个女人吭哧吭哧地笑了起来。

　　"越早上路越好，"她说，"运尸车快来了。"

　　远处传来铃声，一个声音喊道：

　　"快把死人抬出来！"

　　在街道的尽头，车夫赶着一辆马车缓缓出现。车上堆满了尸体。

　　防止疫情蔓延的唯一方法就是将患者和健康人隔离开来。因此，患者只能待在家里，但负责检查他们病情的老妇人却时不时会谋财害命。欧洲的部分地区规定，来自感染区的人需要进行长达 40 天的隔离。

危险的手术

在英国维多利亚时代以前，手术面临两个致命的危险：疼痛和病菌。因此，动手术是一件异常可怕的事。

消除疼痛确实是个难题，因为医生不知道如何让患者在手术中安全地睡去。当时仅有的几种止痛药在大剂量服用时都存在风险。

于是，欧洲的外科医生便试着尽快完成手术。外科医生罗伯特·利斯顿（1794—1847）可以在 30 秒内切除一条腿。争分夺秒的操作虽然缩短了病人痛苦的时间，但也使得医生无法实施复杂的手术。由于医生对细菌进入人体的危害性一无所知，因此手术往往会引发致命性感染。

手术"表演"

那时候，手术台就像戏台一样，任何人都可以围观血腥的手术过程！因此，有的医院有三分之一的患者死于感染也就不足为奇了。我们来看看 1842 年的这场手术，肯定到处都是细菌！

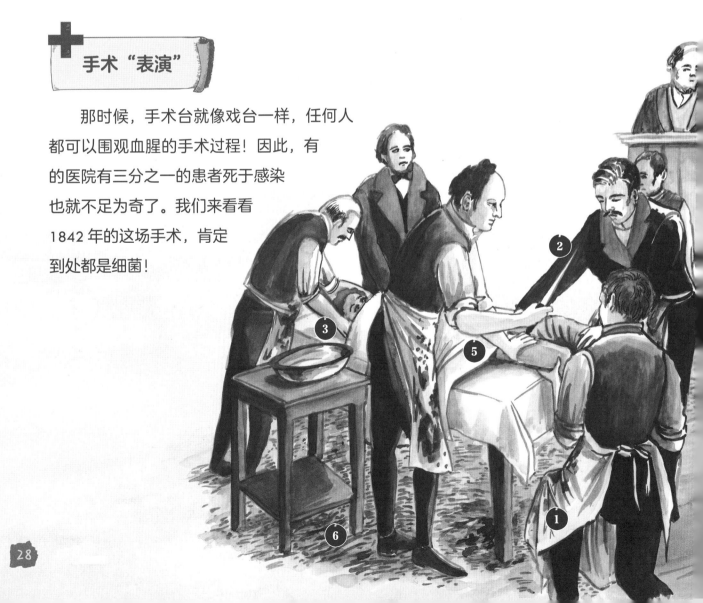

1842 年的手术

❶ 有的外科医生从来不清洗他们的围裙。

❷ 器械没有经过妥善清洗。

❸ 外科医生很少洗手。

❹ 病菌通过围观者的呼吸四处散播。

❺ 绷带未经清洗就被重复使用。

❻ 锯末浸透了血液。

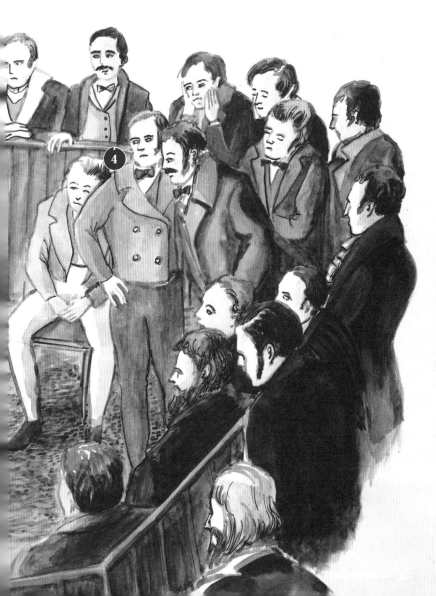

✚ 临时手术室

有时候，甚至连像样的手术室都没有！1856 年，伦敦圣托马斯医院的护士长指责高级外科医生居然在医院厨房里做手术！战斗结束后，一些地方的军队外科医生也会在帐篷里为伤员动手术。在 1812 年的一场战斗过后，法国外科医生多米尼克·让·拉雷在一天之内就截掉了 200 条腿！

✚ 舒缓药膏

16 世纪 30 年代，法国医生安布鲁瓦兹·帕雷建议军队的外科医生在伤口上涂抹药膏。在此之前，医生一直认为子弹造成的伤口有毒，他们试过用煮沸的油或烧红的铁来祛除毒性。帕雷的药膏能够帮助身体自我愈合，但后来为了提高疗效，他给药膏中添加了小狗油。这可不是个好主意。

消灭病菌

如今我们已经知道,病菌会引发疾病,但人们一开始并不清楚这一事实。下面我们就来看看科学家如何成为"病菌猎手",消灭病菌的结果又怎样改变了医学发展进程。

1674 年的一天,荷兰科学家安东尼·范·列文虎克（1632—1723）几乎不敢相信自己的眼睛。当时,他正在研究胡椒为什么会有辣味,结果在胡椒水中发现了奇怪的微生物。这些是什么? 它们是原生生物和细菌。于是,列文虎克开始在其他地方找寻它们的踪影,并且很快发现它们几乎无处不在。他甚至在自己的粪便和牙缝残渣中找到了它们。没有人想到这些蠕动的小东西能让人生病。

1847 年,维也纳的年轻医生伊格纳茨·塞麦尔维斯（1818—1865）站在产房的门口。他端着一盆漂白粉溶液,坚持要求医学生用这种化学物质洗手。学生们不太情愿,但塞麦尔维斯坚信这样做可以救命。

寻找微生物

公元前 1 世纪——古罗马医生默尔库什·瓦罗（公元前 116—前 27）认为疾病是由微小的生物引起的。但他无法证明这一点。

1687 年 —— 乔瓦尼·博诺莫（1666—1696）通过显微镜证实疥螨会引起皮肤病疥疮。他是第一个将微生物与疾病联系起来的医生。

公元前 1700 年——古埃及的医生将蜂蜜当作伤口敷料。蜂蜜可以杀死细菌,不过医生不明白其中的道理。

1546 年——吉罗拉莫·弗拉卡斯托罗（约 1478—1553）认为疾病微粒可以通过空气传播。但他无法证明自己的理论。

1807 年 —— 阿戈斯蒂诺·巴希（1773—1856）通过显微镜证实真菌会导致家蚕患上某种疾病。

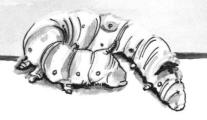

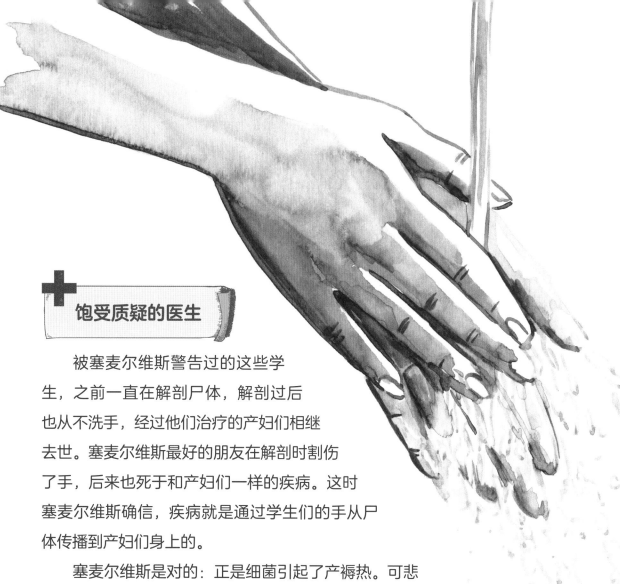

饱受质疑的医生

被塞麦尔维斯警告过的这些学生，之前一直在解剖尸体，解剖过后也从不洗手，经过他们治疗的产妇们相继去世。塞麦尔维斯最好的朋友在解剖时割伤了手，后来也死于和产妇们一样的疾病。这时塞麦尔维斯确信，疾病就是通过学生们的手从尸体传播到产妇们身上的。

塞麦尔维斯是对的：正是细菌引起了产褥热。可悲的是，其他医生不相信他的判断。最终，他失去了工作，并因此精神失常。塞麦尔维斯后来死于这种细菌引发的疾病。在这几年以前，美国医生奥利弗·温德尔·霍姆斯（1809—1894）得出相同的结论，他也遭到了质疑。

巴斯德的突破

1857 年，法国科学家路易·巴斯德（1822—1895）证实，细菌可以让啤酒和牛奶变酸。受到巴斯德和德国医生罗伯特·科克（1843—1910）的启发，科学家们纷纷开始寻找导致疾病的细菌。1876 年，科克通过实验证明，有一种细菌会引起炭疽病。这是一种人和牛都会患上的疾病。在这些勇敢的医生和科学家的努力下，医学界开始了一场惊心动魄的对抗细菌的战斗。

更安全的手术

在落后的年代里，病菌的存在让每一次手术都变成押上性命的赌博。不过，看清病菌真相的外科医生即将展开反击。

1865 年 8 月，一个名叫詹姆斯·格林利斯的格拉斯哥*男孩被马车撞倒了。他的腿严重骨折，所有人都认为男孩的腿会被感染，截肢在所难免。如果进一步感染，有 50% 的可能性男孩会丧命。

约瑟夫·利斯特（1827—1912）是这个男孩的外科医生。他读过巴斯德的著作。他认为保住腿的唯一办法是利用石炭酸。这种化学物质常常被用来消除下水道的臭味。在妻子阿格尼丝的帮助下，利斯特用石炭酸在腐肉上进行了实验。他确信石炭酸能够杀死引起感染的细菌。

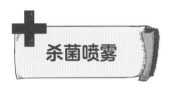

杀菌喷雾

利斯特用浸泡过石炭酸的布为詹姆斯包扎伤口，并用氯仿气体为男孩止疼，减轻痛苦。这种气体是美国牙医在 1846 年率先使用的，后来外科医生发现它具有应用于手术的潜力。6 周以后，詹姆斯的腿痊愈了，而且没有出现感染。

利斯特开发出一种可以杀菌的石炭酸喷雾，使用后大大降低了他所在医院的感染率。但是，这招来了许多不相信细菌会引起感染的医生的嘲笑。后来，利斯特接到王室的召唤。维多利亚女王病得很厉害，她必须接受手术才能继续活命。我们来看看当时的报道（见下一页）。

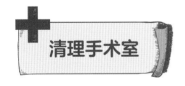

清理手术室

利斯特被封为爵士，成了王室医生。于是，很多医生开始支持他的做法。

利斯特消灭了手术室里的细菌。19 世纪 80 年代，美国和德国的外科医生希望在手术室里彻底摆脱细菌的困扰，于是开创了无菌手术。他们用能杀菌的化学药品清理衣服和手术室，还用高压灭菌器清洁手术器械，这种机器可以通过高温蒸汽杀死细菌。现代手术使用的也是这些方法。

★格拉斯哥，英国第四大城市。

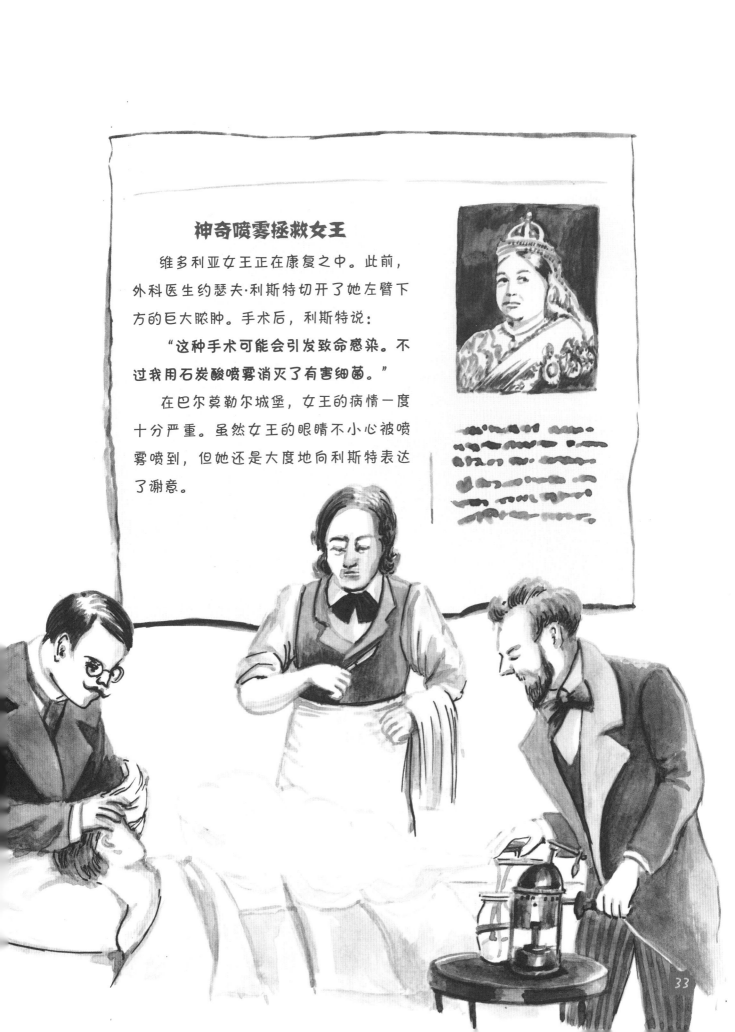

神奇喷雾拯救女王

维多利亚女王正在康复之中。此前，外科医生约瑟夫·利斯特切开了她左臂下方的巨大脓肿。手术后，利斯特说：

"这种手术可能会引发致命感染。不过我用石炭酸喷雾消灭了有害细菌。"

在巴尔莫勒尔城堡，女王的病情一度十分严重。虽然女王的眼睛不小心被喷雾喷到，但她还是大度地向利斯特表达了谢意。

疫苗接种

到了英国维多利亚时代，科学家和医生开始通过疫苗接种来对抗疾病。不过，这一切是如何开始的，又是谁最先想到这个办法的呢？

1718 年 3 月 18 日，玛丽·蒙塔古准备进行一次大胆的尝试。她打算给 5 岁的儿子爱德华注射天花病毒！天花患者浑身会长满水泡，即便幸存下来，他们往往也会失明，留下难看的疤痕。如果爱德华患上天花，那么他存活的概率只有五分之一。

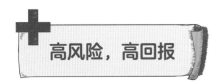
高风险，高回报

这个决定看起来既恶毒又疯狂。但是，玛丽并不是坏人，而且精神也很正常。她是一个很聪明的人。作为英国驻伊斯坦布尔大使的妻子，她正在尝试土耳其和中国用过的一种似乎可以预防天花的方法。她雇佣了梅特兰医生和一位上了年纪的希腊护士来帮助自己。

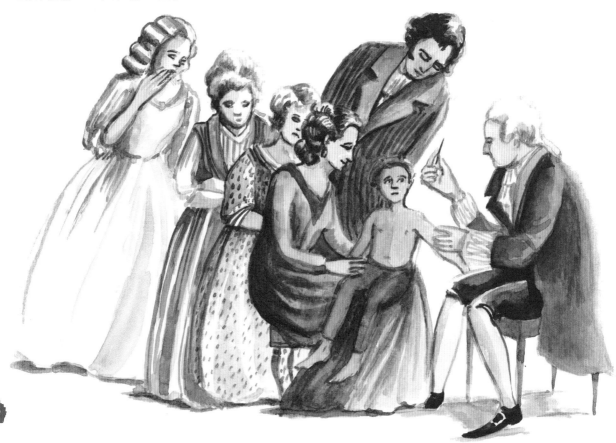

护士颤抖地拿着一根生锈的钝针头刮破爱德华的手腕。然后，她在伤口上滴了少量天花患者的脓液。爱德华痛苦地尖叫起来。梅特兰医生在爱德华的手臂上重复了相同的步骤。这个孩子能活下来吗？

玛丽并没有将这件事告诉丈夫。

詹纳的预防针

几天后，爱德华开始发热，身上长满了疹子。但是，他的病情并没有恶化。爱德华很快就康复了。少量的天花病毒"磨练"了他的免疫系统，让它在将来能够分辨并消灭天花病毒。玛丽将这种治疗方法分享给了所有人。

这算不上是真正的疫苗接种，因为天花病毒仍然是致命的。疫苗使用的病毒或细菌要么毒性有所减弱，要么已经被杀死了。有的疫苗还会用到一部分微生物体。1796 年，爱德华·詹纳（1749—1823）给一个名叫詹姆斯·菲普斯的男孩注射了一剂牛痘。这种病毒与天花有关，但是发病的症状轻微，可以作为天然疫苗来预防更加致命的天花。从那以后，真正的疫苗接种便正式发展起来了。

预防流行病

在证实这种方法有效后，詹纳医生便将余生奉献给了医学事业，为人们免费接种疫苗。他拯救了成千上万人的性命。疫苗扭转了人类对抗疾病的战斗局势。一旦有足够多的人接种了疫苗，病菌便无法轻易传播。现在，人们可以通过大规模的免疫接种来预防流行病。

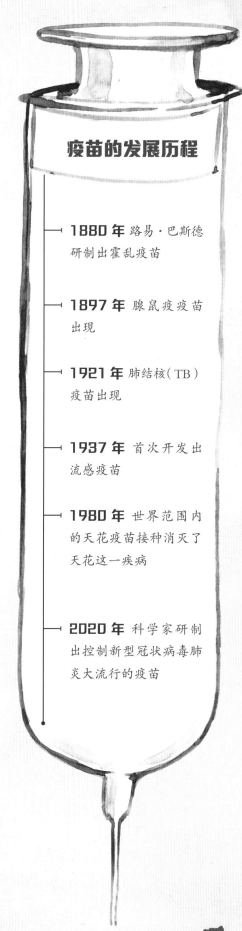

疫苗的发展历程

- **1880 年** 路易·巴斯德研制出霍乱疫苗
- **1897 年** 腺鼠疫疫苗出现
- **1921 年** 肺结核（TB）疫苗出现
- **1937 年** 首次开发出流感疫苗
- **1980 年** 世界范围内的天花疫苗接种消灭了天花这一疾病
- **2020 年** 科学家研制出控制新型冠状病毒肺炎大流行的疫苗

"魔法子弹"

早期的人们总是幻想魔法可以治愈疾病。到了 20 世纪初，医生开发出了具有同样神奇功效的药物。

1890 年，德国科学家利用抗体来对付引起破伤风和白喉的细菌。其他科学家深受启发，纷纷尝试研发新药。他们称之为"魔法子弹"，希望它们能像抗体一样针对特定病菌发挥作用。

1906 年，科学家保罗·埃利希（1854—1915）找到了一种新药。因为前 605 次实验他都失败了，因此他将新药命名为"撒尔佛散 606"。撒尔佛散能够消灭引发梅毒这一致命疾病的细菌，同时不会对人体造成伤害。在研究魔法子弹的道路上，科学家一直没有停止脚步，只是进展缓慢。

➕ 多马克教授的发现

1935 年 12 月，一个小女孩从楼梯上摔下来，手不小心被一根针扎中。虽然医生拔掉了针头，但伤口还是感染了。几天后，她的父亲不得不做出抉择。让我们看看当时发生了什么。

时间：1935 年 12 月，上午
地点：德国伍珀塔尔－埃尔伯费尔德的医院

一位忧心忡忡的父亲正坐在女儿的床边。他是格哈德·多马克，女孩名叫希尔德加德，只有 6 岁。几天前，她还欢天喜地盼着圣诞节的到来。转眼间她就身患重病，生命垂危。她的脸白得像医院的床单一样，额头上渗着汗水。她几乎没怎么醒来过。手臂上难看的红色斑纹表明感染正在她身体里蔓延。

外科医生打算切除手臂来保住她的性命。但多马克不同意这么做。他看着手中装有红色药片的瓶子。他是研究细菌的科学家，多年来一直在开发一种药物。这种药物似乎可以治疗这种感染。可是，它确定能拯救他心爱的希尔德加德吗？

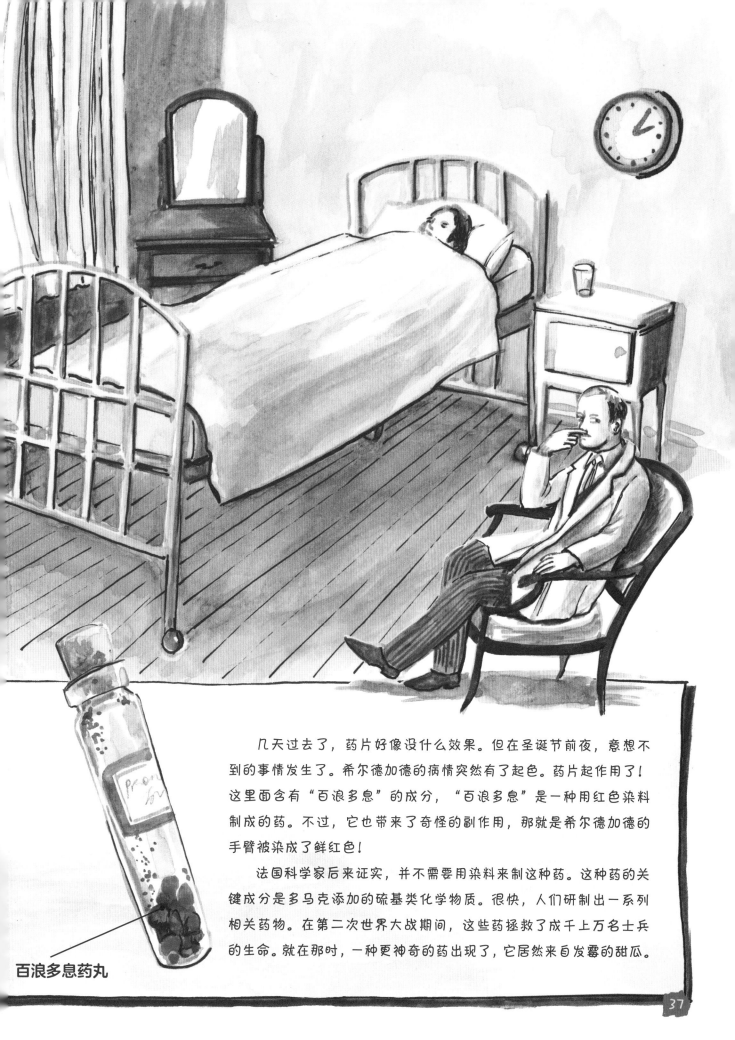

几天过去了，药片好像没什么效果。但在圣诞节前夜，意想不到的事情发生了。希尔德加德的病情突然有了起色。药片起作用了！这里面含有"百浪多息"的成分，"百浪多息"是一种用红色染料制成的药。不过，它也带来了奇怪的副作用，那就是希尔德加德的手臂被染成了鲜红色！

法国科学家后来证实，并不需要用染料来制这种药。这种药的关键成分是多马克添加的硫基类化学物质。很快，人们研制出一系列相关药物。在第二次世界大战期间，这些药拯救了成千上万名士兵的生命。就在那时，一种更神奇的药出现了，它居然来自发霉的甜瓜。

百浪多息药丸

发霉的甜瓜拯救数百万人

几个世纪以前，人们就知道发霉的面包可以预防伤口恶化。后来，科学家们学会将霉菌制成药物，实现了医学方面的重大突破。

1928 年，科学家亚历山大·弗莱明度假归来。在凌乱的实验室里，他发现一盘细菌上长出了霉菌。正当他准备将它清洗干净时，他突然意识到这些霉菌抑制了细菌的生长。而霉菌产生的这种杀菌物质，弗莱明将它命名为"青霉素"。

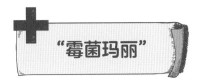

"霉菌玛丽"

科学家还没有条件制备足够的青霉素供所有患者使用。1940 年，贫穷的英国科学家用偷来的便盆和馅饼盘来培养霉菌。后来，美国科学家找到了用大桶培育更多霉菌的方法。玛丽·亨特是美国霉菌培育实验室的一名助手。1943 年，上司要求她找到一种比弗莱明的霉菌更高产的霉菌。于是，玛丽从当地商店收集了大量腐烂的水果和蔬菜。因为她成天和这些黏糊糊的烂果子打交道，人们便称呼她为"霉菌玛丽"。

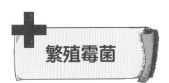

繁殖霉菌

一天，玛丽发现腐烂的甜瓜上长出了一层金色的霉菌。科学家们用 X 射线照射它们，但幸好这样做不足以杀死霉菌。这种霉菌产生的青霉素是弗莱明的 1000 倍，于是科学家开始大量培育这种霉菌。在接下来两年的时间里，有一百万人接受了青霉素的治疗。与此同时，科学家们还在寻找更多能够杀菌的微生物。

杀菌微生物的发现历程

1. 古埃及的发霉面包——公元前 1550 年的一份文件上记载,人们会在伤口处放一片发霉的面包。

2. 美国的鸡咽喉——1943 年,艾伯特·沙茨发现了一种对抗肺结核的微生物。在满是鸡粪的土里也能找到它。

3. 撒丁岛的下水管道——1948 年,朱塞佩·布罗楚发现霉菌可以对抗引发伤寒的细菌。

4. 委内瑞拉、加里曼丹岛和菲律宾的土壤——20 世纪 50 年代,美国科学家在世界各地的土壤样本中寻找能杀菌的微生物。

病菌的反击

百浪多息和青霉素这类杀菌药物属于抗生素。遗憾的是,有的人在感觉好转后就停止服药。这便给一些相当难缠的病菌生存和繁殖的机会,让它们对抗生素产生抗药性。如今,新药的研发重点是解决抗药性而不是微生物本身。

有一种让人非常讨厌的耐抗生素病菌,叫作"食肉菌"。它将会在下一章登场!

第三章
人体外部结构

人体的外部结构和它的内在一样妙不可言。在这一章里，我们将重点关注皮肤、毛发和牙齿，看看它们会受到什么样的损伤，医生又会采取哪些治疗方法。

皮肤就像一顶搭在身体上的帐篷，只不过它非常贴合——完全紧贴我们的身体。和帐篷一样，它可以保护我们不受天气和外界的影响。假设你是一个非常非常小的钻探工程师，那么当你钻透皮肤时就会发现，它是由不同的层次组成的。

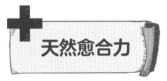
天然愈合力

皮肤具有很强的自我修复能力，大多数小伤口很快就能愈合。我们需要做的就是保持伤口清洁，必要时用绷带包扎，以免细菌感染。

当血液暴露在空气中时，一种名叫纤维蛋白原的血蛋白会迅速形成一张网，阻止更多的血液流出。血液凝固后会形成结痂。这层结痂可以在白细胞消灭细菌时，起到保护伤口的作用。接着，身体会再生出更多表皮来愈合伤口。如果伤口较深，那么身体会利用胶原蛋白进行快速修复。这会形成一道疤痕。

击打身体会损伤下层血管，导致皮下出血，通常会形成瘀伤。如果你皮肤白皙，那么还可以在自愈过程中观察到瘀伤颜色随红细胞分解所发生的变化。

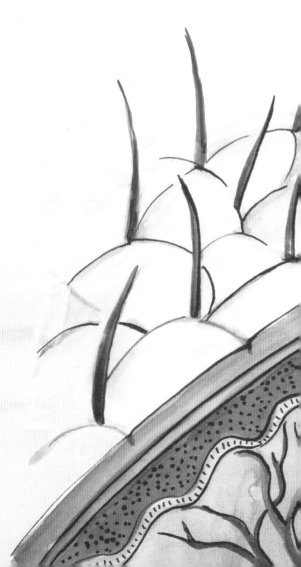

皮肤深处

❶ 表皮是最外层的皮肤，它会不断脱落，形成大量皮屑。

❷ 颜色较深的皮肤细胞含有更多**黑色素**。它能够保护皮肤不被晒伤。

❸ 真皮层含有胶原蛋白和弹性蛋白，让皮肤富有弹性。这一层里还有毛细血管、肌肉和神经末梢。

❹ 皮下层——皮肤下的这一层中主要是脂肪。

❺ 神经末梢能够感知冷、热、疼痛、压力和碰触。

❻ 皮脂腺分泌油脂来保持皮肤滋润，并形成防水屏障。

❼ 汗腺分泌水分和废弃的盐。水分蒸发可以带走身体的热量。

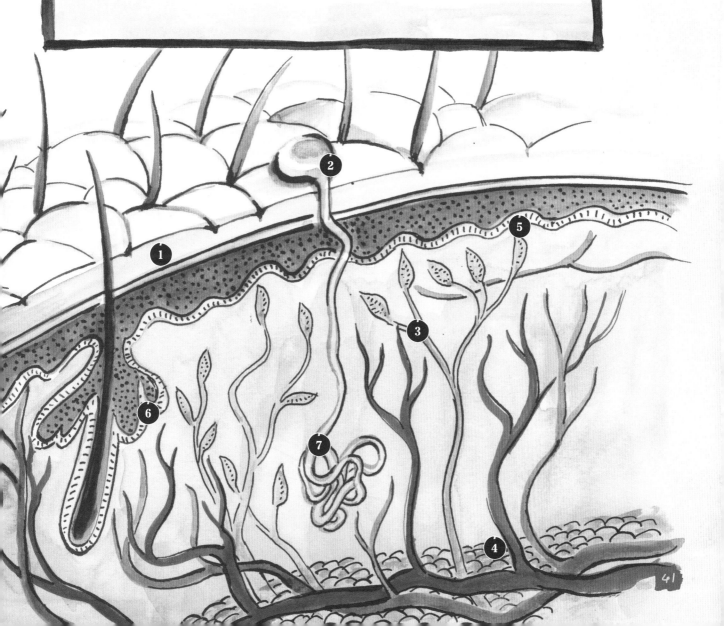

强韧的身体部位

无论你感觉自己多么脆弱，你身体的某些部分都出奇的强韧。

坚硬的指甲可以保护手指和脚趾。在抓挠和捡拾小的物品时，指甲也为我们提供了方便。指甲的主要成分是角蛋白，它非常坚韧，而且不透水，也是构成我们毛发和表皮（皮肤的最外层）的蛋白质。你知道吗？人体是无法消化角蛋白的。如果你将头发或者指甲吞进肚子，那么还会把它们原封不动地拉出来。

手指和脚趾的指腹上有交错的皮肤层，它们形成了凹凸不平的纹路。这些纹路为皮肤提供了额外保护，并且具有独特的形状。

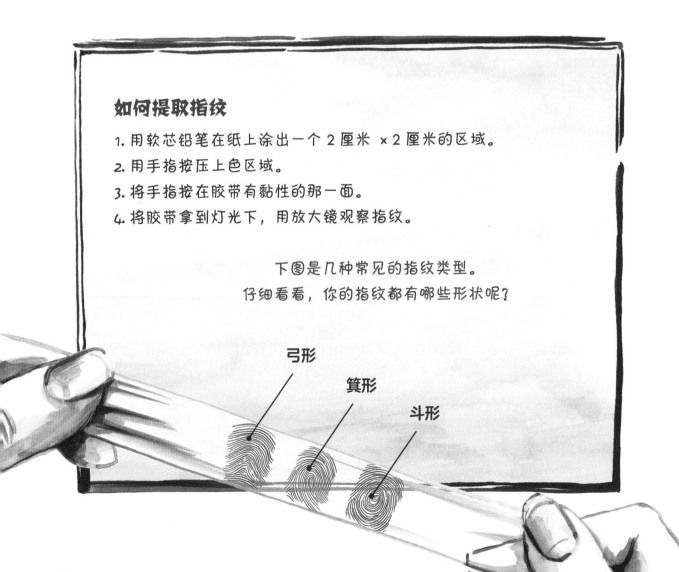

如何提取指纹

1. 用软芯铅笔在纸上涂出一个 2 厘米 × 2 厘米的区域。
2. 用手指按压上色区域。
3. 将手指按在胶带有黏性的那一面。
4. 将胶带拿到灯光下，用放大镜观察指纹。

下图是几种常见的指纹类型。
仔细看看，你的指纹都有哪些形状呢？

弓形

箕形

斗形

我们的身上大约有 500 万根毛发，甚至比黑猩猩的还要多。幸好人类看上去并不像多毛的黑猩猩，这是因为我们的大部分毛发都非常细小，不太容易被看到。我们大约有 10 万根头发（金发的人大约为 15 万根）。它们可以为我们的头部保暖，而且还能避免阳光直射头皮。一根头发比同等粗细的铜线还要强韧。头发每个月生长 1 厘米，每天生长 0.33 毫米左右。

强大的咬合力

指甲和头发已经相当强韧了——但它们依旧比不过牙齿。牙釉质是由耐磨的无机物构成的，它能很好地保护每一颗牙。牙釉质的下面是牙本质（一层富含矿物质的细胞）和含有血管的牙髓。人类的咬合力很强。这种力道就和在指尖上放 134 袋糖的重量相当，甚至超过了年轻大猩猩的咬合力。不过和大白鲨相比，我们的咬合力简直不值一提！

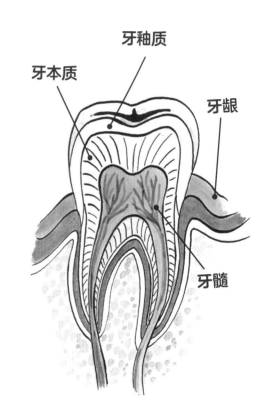

小时候，我们有 20 颗乳牙（上颌 10 颗，下颌 10 颗）。成年以后，我们最多能拥有 32 颗牙齿。下面，我们来分别认识一下这些牙齿。

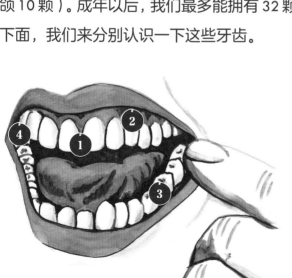

❶ 8 颗切牙用于切断食物——位于口腔前部。

❷ 4 颗尖牙用于撕裂肉食——紧挨着切牙。

❸ 8 颗前磨牙主要用于磨碎食物——紧挨着尖牙。

❹ 磨牙（最多有 12 颗）用于咀嚼食物。

可怕的"痘痘"

大部分年轻人都担心长痘痘，因为它非常影响美观。不过，真正可怕的"痘痘"往往是由严重的疾病引起的。接下来我们看看过去的医生如何治疗"痘痘"。

战痘方法

死皮细胞或者皮肤油脂容易造成毛孔堵塞。皮肤会因此长出突起的痘痘。有的人会抠挤痘痘里的脓液。可是，这么做很容易引发感染。过去，医生尝试过一些奇怪的战痘方法：

· 中国古代的医生认为上火会让人长痘痘。他们建议服用草药或者多吃叶菜来降火。

· 古埃及人会在痘痘上涂抹酸奶。现在仍然有人使用这种方法。

· 罗马作家阿乌鲁斯·塞尔苏斯（公元前 25—前 50）建议将纯碱、树胶脂和醋混合捣碎，涂抹患处。

· 在中世纪*时期，韩国人将夜莺的粪便涂在痘痘上。

· 英国维多利亚时代，人们试过很多无效的方法，比如放血和服用泻药。除此以外，他们还用过有毒的水银和氰化物。

· 在 20 世纪，有的医生使用温度极低的干冰。这样做会损伤皮肤。

现代的治疗方法更为有效。它们不但能减少炎症，还可以消灭病菌。

★中世纪：指公元 5 世纪后期至公元 15 世纪中期。

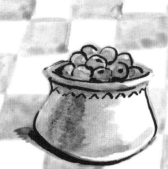

出疹子

在 10 世纪，医生以为麻疹和天花（见第 34 页）是同一种疾病，因为它们都会让患者浑身长满疹子。后来，波斯的博学家穆罕默德·阿尔 - 拉齐（854—925）证实，它们俩是有区别的。

时间：900 年
地点：伊拉克巴格达，一所房子里

可怜的男孩仰面躺在靠垫上。他的黑发被汗水打湿，苍白的皮肤上布满了粉红色的疹子。

穆罕默德·阿尔 - 拉齐为男孩做了检查。他用敏锐的黑眼睛注视着男孩的脸，轻轻翻开他的一只眼皮。

男孩的母亲穿着印花长袍。她的脸因为压力过大而绷得紧紧的。

"哈基姆，"她问道，"他得的是天花吗？"

"不是，夫人，"医生轻声回答，"是麻疹。"

她如释重负地舒了一口气。麻疹虽然也很严重，但不会像天花那样致命。

阿尔 – 拉齐撰写了 200 多部著作和医学报告。他将天花和麻疹进行了比较，证明麻疹的疹子既不会高出也不会凹陷于皮肤表面，而且只会出现一次。天花的疹子则是在几天内长起来，并且会不断深入皮肤里面。它们都是由导致皮肤疾病的病毒引起的，但是相互之间并无关系。

可恶的麻风病

麻风病最初的症状是成片的皮肤麻木。细菌侵害神经并造成神经损害。一些患者会出现结节和溃疡，严重者可能会因此失去手掌或脚趾，甚至毁坏视力和部分面容。

800 年前，麻风病或者疑似麻风病的皮肤病患者都会遭到驱逐，不得不像乞丐一样过活。他们摇着铃铛来警告其他人保持距离。那时的人们高估了这一疾病真实的传染能力。有的麻风病人采取放血疗法，有的则想通过在血液中洗澡来治愈疾病，结果这两种办法都没有用。1170 年，一个名叫鲍德温的男孩患上了麻风病。他的老师记录了他的故事，让我们来看看这位老师的笔记。

鲍德温的故事

文 / 提尔的威廉

鲍德温 9 岁那年，他的父亲也就是国王陛下，要求我成为他的老师。一天，鲍德温和 5 个朋友在耶路撒冷的皇宫里玩耍。他们用指甲互相掐，看谁最能忍受疼痛。其他男孩都疼得大喊大叫，只有鲍德温一声不吭。我看着他们，心想鲍德温可真勇敢。我叫他过来询问此事，他说自己一点都不疼。他给我看了他的胳膊，上面布满了瘀伤。他甚至咬了自己的胳膊一口，并表示没有感觉。这让我想起希波克拉底曾经说过的话：皮肤麻木是得病的先兆。我怀疑鲍德温是不是患上了麻风病。

麻风病国王

鲍德温 13 岁就当上了国王。他的病情不断恶化，但是没人敢把国王贬出去当乞丐。在短暂的一生里，鲍德温抗击埃及的苏丹萨拉丁，保卫自己的王国。16 岁那年，这位年轻的国王病得非常厉害，几乎不能骑马。但是他依然率领军队勇敢地投身战斗，并取得了伟大的胜利。在鲍德温之后的几个世纪，麻风病人被强制隔离在"殖民地"。那是一片与世隔绝的居住区，专门用于将他们与健康的人分隔开来。1873 年，挪威医生格哈特·汉森（1841—1912）发现了导致这一疾病的细菌。如今，抗生素可以治愈麻风病，但仍有数百万人会患上这种疾病。

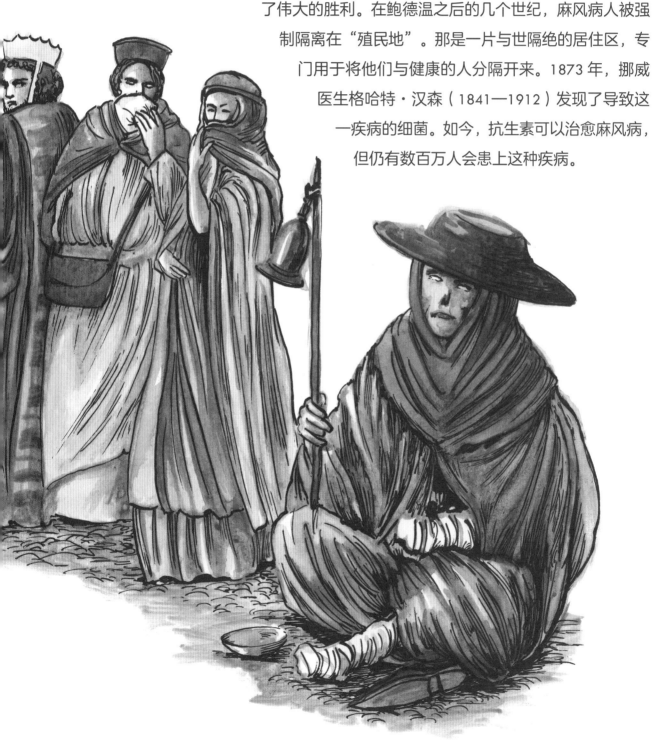

严重的伤口

人体拥有很强的自愈能力，不过伤口恢复有时也需要一些外界帮助。对于大而深的伤口，身体就需要借助更多的力量。这时便轮到医生出场了。

伤口必须清洗干净，去除污染物。然后包上绷带进行止血，确保与外界隔离。早期的人们将树叶和苔藓当作绷带来使用。尽管他们对细菌一无所知，但有时也会使用一些可以涂抹的杀菌材料。比如美洲原住民用的是桉树叶，阿兹特克人和古埃及人用的是蜂蜜，而希波克拉底用同样能杀灭一些细菌的醋来清洗伤口。

蛆虫疗法

早在 16 世纪，外科医生就使用蛆虫来清理伤口。有种蛆虫只吃坏死的腐肉。这一疗法十分见效，一直沿用到 20 世纪。

然而有的办法就不那么管用了。1550 年，意大利医生莱奥纳尔多·菲奥拉万蒂（1518—1588）看到两个人在打架。其中一个人的鼻子被割了下来。医生把他的鼻子缝了回去，但在这之前医生将鼻子泡在了尿液中。当时，人们普遍认

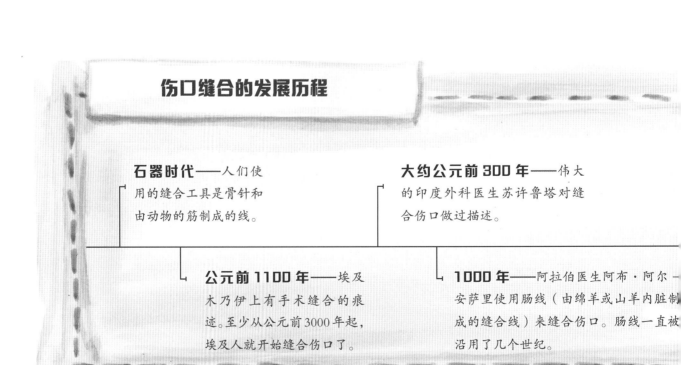

伤口缝合的发展历程

石器时代——人们使用的缝合工具是骨针和由动物的筋制成的线。

大约公元前 300 年——伟大的印度外科医生苏许鲁塔对缝合伤口做过描述。

公元前 1100 年——埃及木乃伊上有手术缝合的痕迹。至少从公元前 3000 年起，埃及人就开始缝合伤口了。

1000 年——阿拉伯医生阿布·阿尔—安萨里使用肠线（由绵羊或山羊内脏制成的缝合线）来缝合伤口。肠线一直被沿用了几个世纪。

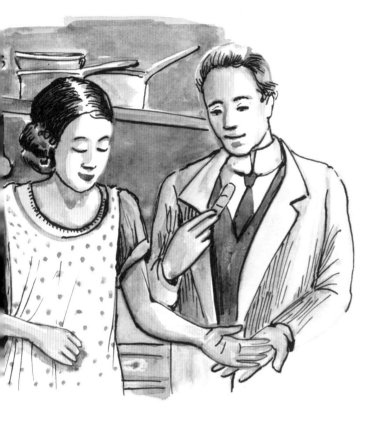

为人类的尿液有助于伤口愈合。事实上，即便是新鲜的尿液，当中也含有细菌，足以引发感染。

➕ 创可贴的由来

那是 1920 年。一位名叫约瑟芬·迪克森的年轻女子很不喜欢做饭。她总是割破或者烫伤自己的手，而包扎伤口是件令人头痛的事。她很难单手将绷带缠好，所以绷带经常脱落。于是，她的丈夫厄尔便将公司刚好销售的两种产品——胶带和纱布组合到一起，制成了世界上第一个可以粘贴的消毒纱布——创可贴。到了 1969 年，这一发明已经推广到了世界各地。它甚至跟随宇航员的急救包一起登上了月球。

对于较深的伤口，仅仅用绷带包扎可能不够，通常还需要进行缝合。希波克拉底和盖伦都缝合过伤口，这一技术有着悠久的发展历程。

19 世纪 60 年代——
约瑟夫·利斯特对缝合用的线进行消毒杀菌。

2020 年——如今大多数医疗缝合线都能自然溶解。

1931 年——第一根人造可吸收缝合线问世。

大量出血

　　严重的伤口会引起大量出血，而大量出血很可能会让人丧命。下面我们就来看看，医生是如何利用一种简单的器具进行止血的。

　　人体器官需要血液中的氧气和营养物质。没有血液的供应，器官就会停止工作。这种情况叫作"休克"。严重失血还会扰乱心律，造成致命后果。很少有人能在失血超过两升后幸存。早期的医生虽然不理解血液的重要性，但他们知道失血过多会导致死亡。古印度的外科医生苏许鲁塔（见第 48 页）用皮垫压住给受伤部位供血的血管，以此来减缓血液流失。在紧急情况下，给伤口施压是明智的做法。

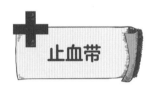

止血带

　　为了防止血液流失，古希腊的外科医生使用金属或皮革绷带绑住受伤的肢体。直到 16 世纪 90 年代，外科医生才用上了止血带——这是一种可以通过棍子来收紧的绷带。但是在激烈的战斗中，伤员佩戴止血带的时间过长，受伤部位往往因为缺血而坏死。他们也因此失去手臂或者腿脚。

　　如今，医生在外科手术和紧急情况中仍然会用到止血带。不过，他们会为患者通过输血来及时补充血液。起初，输血具有很大风险，因为医生认为输入动物血给病人是安全的。1667 年，法国医生让-巴蒂斯特·德尼给一个生病的少年输了羊血。这个男孩侥幸活了下来。

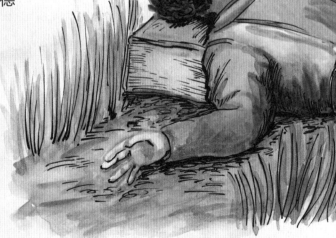

✚ 血型的发现

　　有的患者在被输进人血后仍然不幸身亡。1902 年，奥地利科学家卡尔·兰德施泰纳（1868—1943）查明了其中的原因。他将自己的血液和其他 5 位科学家的血混合之后发现，某些类型的红细胞凝集在了一起。这一现象与红细胞表面的分子有关。兰德施泰纳将血液的不同类型称为"血型"。

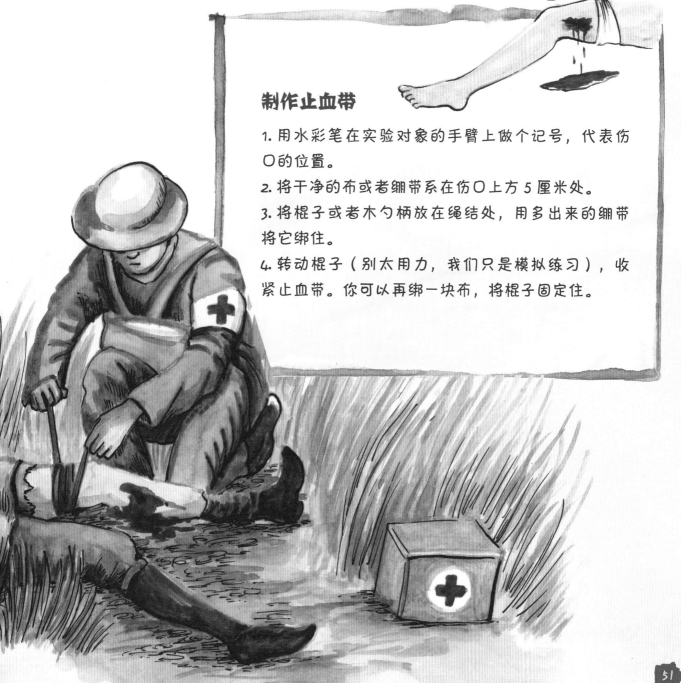

制作止血带

1. 用水彩笔在实验对象的手臂上做个记号，代表伤口的位置。
2. 将干净的布或者绷带系在伤口上方 5 厘米处。
3. 将棍子或者木勺柄放在绳结处，用多出来的绷带将它绑住。
4. 转动棍子（别太用力，我们只是模拟练习），收紧止血带。你可以再绑一块布，将棍子固定住。

残忍的皮肤手术

如果患者的伤口严重到无法愈合的地步，那么还有另一种选择。通常，医生会用一种"理想材料"——患者其他部位的皮肤，替换掉受损的皮肤。

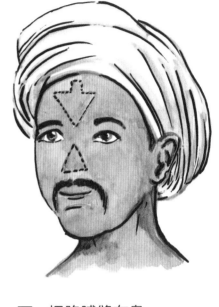

古印度有一种刑罚是割掉犯人的鼻子。为了帮助这些失去鼻子的人，苏许鲁塔开创了一种新式手术。他用从患者额头上取下来的皮肤为他们做一个新鼻子。由于这个鼻子是用患者自己的皮肤制成的，因此它不会受到免疫系统的攻击。

在 15 世纪的意大利，安东尼奥·布兰卡发明了一种鼻部整形手术。它其实不如苏许鲁塔的方法好。你不妨想象一下，把胳膊缝在鼻子上是什么感觉……

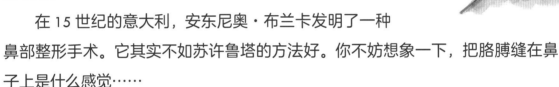

安东尼奥·布兰卡的鼻部整形手术

1. 用羊皮纸或者皮革制作一个鼻子模型。
2. 将模型鼻子平放在病人的胳膊上，沿着模型的轮廓在胳膊上画线。
3. 将标记的皮肤区域切开，保留一端连在手臂上。被切开皮肤就是制作鼻子的原材料。
4. 将标记的区域与下层皮肤分离。
5. 将手臂抬高至脸部。把切开的皮肤缝到脸上的缺损处。
6. 让手臂与脸保持相连的状态 8—10 天。
7. 等皮肤愈合后，切开连接在手臂上的皮肤。
8. 给新鼻子制作鼻孔。

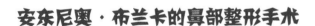

▲ 非专业人士请勿模仿

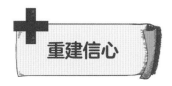

重建信心

16 世纪，意大利医生加斯帕雷·塔利亚科齐开创了一项技术，利用含有血管的深层皮肤来封堵较深的创伤*。不过，在镇痛气体和预防感染的措施出现以前，医生无法实施这样的手术。

20 世纪的两次世界大战导致成千上万的人受伤。外科医生想出很多办法来治疗重度烧伤的患者。新西兰的外科医生阿奇博尔德·麦金杜（1900—1960）希望帮助患者重拾生活的信心。他鼓励患者们成立社交团体"豚鼠俱乐部"**，遭受重伤的患者开始放声歌唱，重新享受生活的美好。

把美丽嵌进皮肤

自 20 世纪以来，为了迎合人们变美的需求，外科医生开始实施整形手术。早期的这类手术并不能完全按计划进行。在 20 世纪，有的外科医生会给患者注射石蜡。他们想通过对石蜡塑形来改变一些部位的形状。遗憾的是，石蜡会在患者的皮肤下面"乱跑"，最终让他们看上去像僵尸一样。

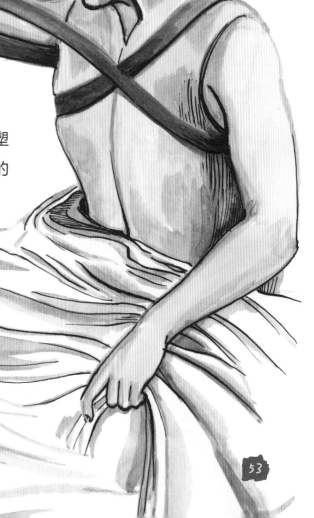

★ 如右图所示，将手臂内层皮肤与受损的鼻子皮肤相连，直至鼻部新皮肤成型。

★ ★豚鼠是一种实验动物，麦杜金医生将自己的病人比喻为"豚鼠"。

嘴张大！

我们的嘴巴里面全都是细菌，它们以食物残渣为食，还会产生一种导致蛀牙的酸性物质。下面我们就来看看，过去的牙医是如何帮助人们保护牙齿的。这可是一段充满疼痛的往事！

早在 15 世纪，中国人就已经用上了牙刷。直到 1780 年，欧洲人才发明牙刷。在那之前，他们都是用布或者海绵来擦拭牙齿的，这样做的前提是牙脏得不行了！

在英国维多利亚时代以前，人们用盐或砖灰这类粉末状物质清洁牙齿。除此以外，法国牙医皮埃尔·福沙尔（1679—1761）还建议使用磨碎的珊瑚、烧焦的蜂蜜和墨鱼眼球，再配以新鲜的尿液漱口。直到 19 世纪 70 年代，大多数商店才开始出售牙膏。

对于有蛀牙的人来说，唯一的选择就是拔掉嘴里的烂牙。欧洲牙医用的是鹈鹕嘴形状的工具，不过他们经常拔错牙。福沙尔开创了钻牙和补牙技术的先河。他发明了新型的钻牙器械，并且采用了金属填充物。从那以后，牙医的治疗手段终于有了改进。

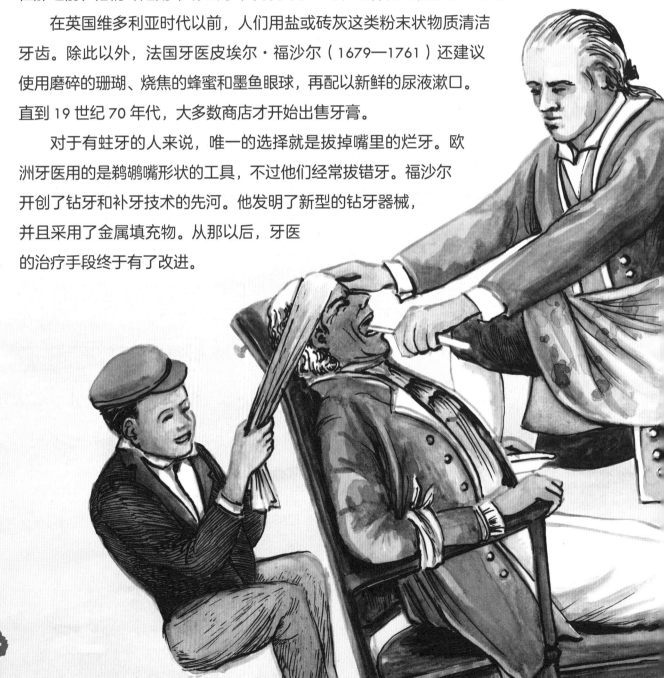

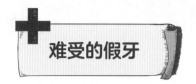

难受的假牙

如果你的牙齿掉光了，那么还可以买一副假牙。最早的假牙要追溯到公元前700年，它们通常是用真人牙齿制成的。现在，就让我们回到1789年，看看美国总统拿到新假牙时的场景。

时间：1789年4月
地点：纽约

乔治·华盛顿坐在皮质的扶手椅上。他显得有些疲惫，而且分明很紧张。他没有微笑，也不吭声。他非常讨厌张开嘴巴，因为他只剩下一颗牙齿。年轻的牙医梳着一头金发，系着领巾，正端着一个盒子。

"先生，这是您的新牙。"

牙医打开盒子，举起一副假牙。它是由河马牙作为基底，上面装着真人牙齿，两侧安有黄金弹簧。

新总统看了看这副假牙，依然笑不出来。

这可是当时最高级的假牙，却还是弄伤了华盛顿的嘴。从那以后，他一直接受牙医约翰·格林伍德的治疗。当格林伍德拔掉总统最后一颗牙齿时，他获准将它留作纪念。

到了1789年，华盛顿戴上了老花镜，而且听力也开始下降。是什么引发了这些问题呢？

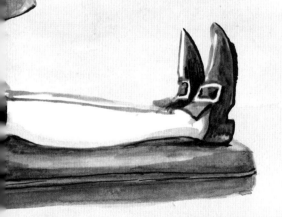

快去下一章寻找答案吧……

第四章

感官的冲击

视觉、听觉、味觉和嗅觉让我们可以随时随地观察和感知世界。如果缺少这些感官，生活就会变得极具挑战性。接下来，我们将会了解各个感官的工作方式，以及医生采取的治疗方法。

我们可以将眼睛想象成一对照相机。和数码相机一样，每只眼睛都能感知五颜六色的光线，并将它们转化为一种可以还原出原始图像的"代码"。每一个眼球重约 7 克，分别由眼皮和约 200 根睫毛保护着。睫毛的根部还生活着很小的螨虫。别担心，它们通常对人体无害，还会吞食细菌。眼皮每分钟大约眨动 24 次，眨眼可以将干净的泪液涂抹在眼睛上。

✚ 惊人的视力

视网膜只有一张邮票的大小，但是上面布满了细胞。其中，大约有 650 万个视锥细胞可以分辨颜色（蓝色、绿色或红色）。还有更多的视杆细胞（约 1.2 亿个）能够感知白光。在光线昏暗不足以辨别颜色的时候，这些细胞就会发挥最大的用处。

位于脑部后方的视觉中心承担着一项复杂的工作——对看见的事物做出理解。之所以说它复杂，是因为我们双眼之间存在距离，而每个眼睛看到的画面略有不同。人脑需要将两幅画面结合起来形成立体的图像。

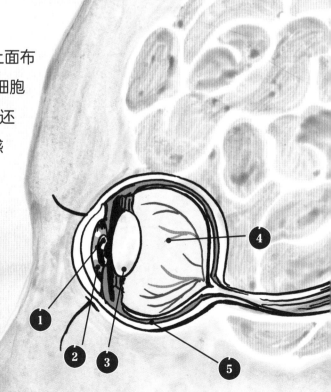

如何看到重影

1. 竖起左手的拇指，与左眼保持一臂的距离。（如果你是左撇子，那么请使用右手拇指和右眼。）
2. 将拇指朝着眼睛方向慢慢移动。
3. 在一定的距离范围内，你会看到两个拇指！
当拇指朝眼睛靠近时，每只眼睛会看到不同的拇指影像。当人脑无法将它们整合起来时，你就会同时**看见两个影像。**

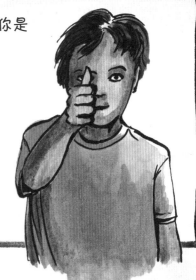

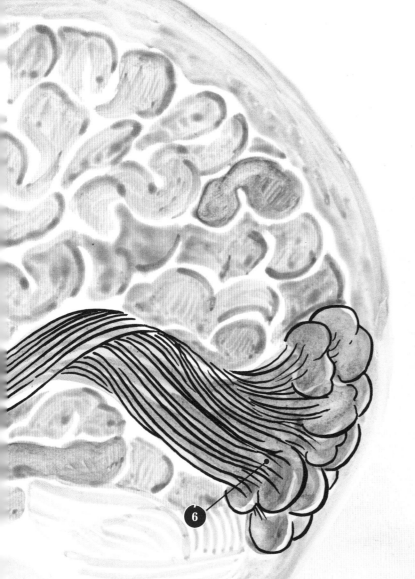

❶ **瞳孔**——光线进入眼睛的通道。

❷ **虹膜**——调节瞳孔大小的环形肌肉。当光线不足时，虹膜会扩大瞳孔，让更多光线进入眼睛。

❸ **晶状体**——通过改变形状让光线聚焦在视网膜上。

❹ **视网膜**——感知光线，并将其转化为神经信号传递给脑部。

❺ **肌肉**——控制眼球运动，共6块。

❻ **视觉皮层**——接收并解读视觉信息。

声音与香味

想象一下你正在和朋友们一起吃饭。此刻你感觉非常放松：你的听觉器官接收着大家的闲聊，味觉和嗅觉器官正享受着美味的食物。

听觉是将声音——空气中的振动，转化为神经信号，并传递给人脑来发挥作用的。

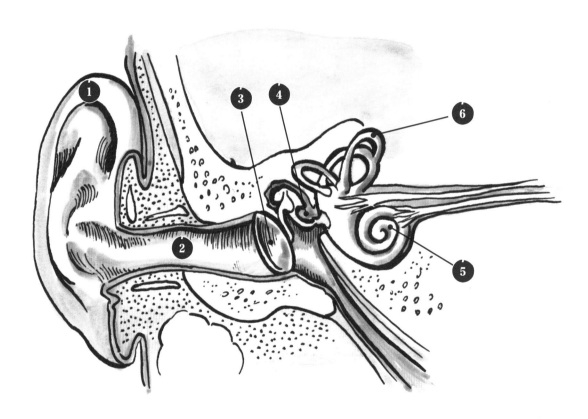

❶ **外耳**——它复杂的形状有助于声音的收集。

❷ **耳道**——耳垢可以阻挡细菌、毛发和死皮细胞。

❸ **鼓膜**——声音振动可以让鼓膜振动。

❹ **听小骨**——相互敲击，并将振动传递给耳蜗。

❺ **耳蜗**——充满液体的骨管。液体中的纤毛感受器能够感知振动，并将它转化为神经信号。

❻ **半规管**——充满液体的管状装置。它们与听力无关。纤毛感受器能够识别液体的运动，并向脑内发送神经信号，帮助人体保持平衡。

就在你聆听大家闲谈的时候，你的嘴巴正忙着咀嚼食物，口腔里的腺体不断地分泌唾液。食物原子溶解在唾液中，舌头开始品尝味道。舌头上的每个凸起里都含有数百个味蕾，每个味蕾都能够分辨特定原子的甜、酸、咸、苦或者鲜（鲜味是一种好吃的肉味）的味道。然后这些化学物"探测器"会向脑内发送神经信号。

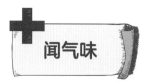

闻气味

与此同时，你的嗅觉器官也在感受食物分子（由原子构成的粒子）的气味。这些分子是从你的嘴巴或者食物中飘散出来的。在鼻子后方的鼻腔顶部有一块半埋在鼻涕中的区域，大约有 2.5 平方厘米，里面全都是微小的感受器。如果气体分子落在感受器的纤毛上，就会触发化学反应，引起神经发射信号。这套感受器系统可以分辨4000多种不同的气味，其中就包括令人垂涎的饭菜香味。

闻鼻子的力

我们的味觉和嗅觉器官总是一起工作。但是，嗅觉的灵敏程度比味觉强一万倍。所以，当我们感冒鼻塞时，吃起饭菜来就会觉得味同嚼蜡。这是因为我们的嗅觉被鼻涕挡住了，只剩下味觉发挥作用。这时，饭菜无法勾起我们的食欲，更何况鼻涕还在不停地流着。

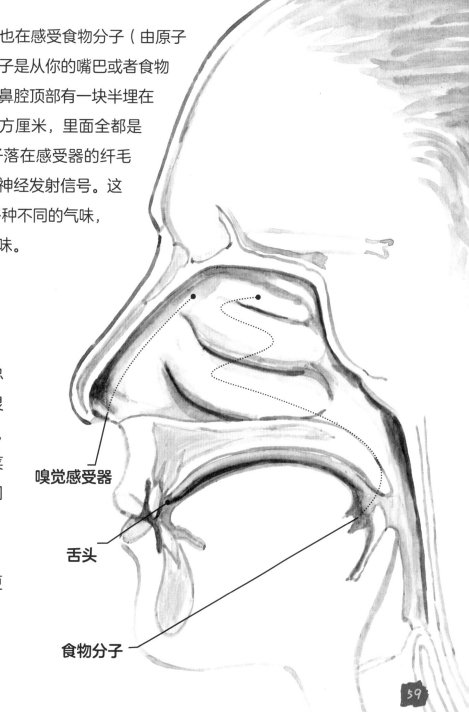

嗅觉感受器

舌头

食物分子

看见光明

在很长一段时间里，医生对于眼睛的工作原理知之甚少，更不用说治疗眼部的疾病了。下面我们就来看看，他们都解决了什么样的问题，又被哪些困难给打败了。

世界上第一副眼镜出现在 13 世纪的意大利。当时，镜架的材质大都是木头、皮革或者动物的角，制作工艺十分粗糙。镜片也很模糊，厚重的镜架看上去就像架在鼻子上的两扇窗户。直到英国维多利亚时代，镜片的制造方法得到了改进，眼镜才终于满足了人们的不同需求。

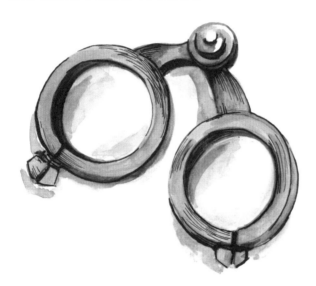

✚ 古怪的失明"疗法"

在这一时期，医生对于各种眼部疾病虽说有了一定了解，但是却帮不上什么忙。他们一如既往地尝试了很多徒劳的方法。例如，约翰·韦斯利（1703—1791）相信电击可以治愈失明（以及其他疾病）。他还认为，朝眼睛里吹干牛粪可以治疗晶状体浑浊，也就是白内障。

当时，外科医生已经能够实施白内障手术了。这一疗法是由古印度的苏许鲁塔开创的。不过，外科医生无法摘除白内障，他们只能将它推到一旁。有的患者略微恢复了一些视力，但也有人不幸失明。到了 19 世纪40 年代，外科医生才终于可以摘除白内障。下面，我们就来看看一位患者的真实经历。

时间：1846 年 8 月 25 日
地点：英国曼彻斯特，芒特普莱森特 83 号

一位老人平躺在黑暗的卧室里。他轻轻地打着鼾。按照医生的要求，他的眼睛被包了起来。他的女儿夏洛特坐在床边。红褐色的长卷发垂落在她苍白而严肃的脸上。她牙疼得厉害。为了分散注意力，她便试着去读书。夏洛特将书凑在眼前，透过圆形的眼镜开始阅读。然而光线太暗，她根本没法读下去。

夏洛特想起了手术的事。外科医生用小刀将父亲两只眼里的白内障刮了干净。整个手术持续了 15 分钟，而且没有使用止痛药。她的父亲必须在黑暗中静卧 4 天。夏洛特不知道他能不能重见光明。如果换作是她，她又该怎么办呢？她梦想成为一位作家，可是没有人对她的小说感兴趣。寂静之中，时间在一分一秒地流逝着，她开始构思一个新的故事。

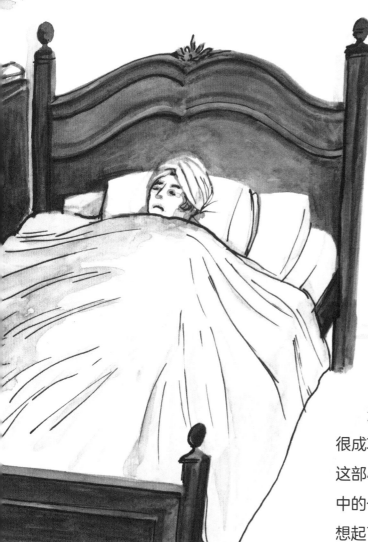

这位老人是帕特里克·勃朗特，他的手术很成功。夏洛特创作的小说名叫《简·爱》，这部小说后来成了畅销书。在故事的结局，书中的一位人物失明了，是不是夏洛特在写书时想起了父亲的这段经历呢？

眼见为实

自英国维多利亚时代以来，医生就不断尝试新的方法来改善患者的视力。1835 年，塞缪尔·比格完成了一项创举。当时，他正身处险境……

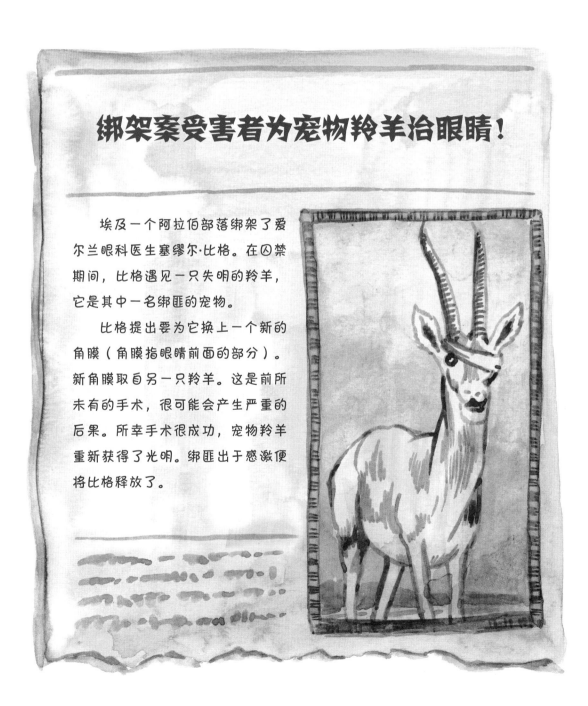

绑架案受害者为宠物羚羊治眼睛！

埃及一个阿拉伯部落绑架了爱尔兰眼科医生塞缪尔·比格。在囚禁期间，比格遇见一只失明的羚羊，它是其中一名绑匪的宠物。

比格提出要为它换上一个新的角膜（角膜指眼睛前面的部分）。新角膜取自另一只羚羊。这是前所未有的手术，很可能会产生严重的后果。所幸手术很成功，宠物羚羊重新获得了光明。绑匪出于感激便将比格释放了。

角膜移植术的兴起

比格的成功激励了很多外科医生，他们开始尝试人体角膜移植，也就是角膜移植术。然而，他们的努力都失败了。直到 1905 年，爱德华·泽尔姆才成功实施了这一手术。这类手术开始变得越来越普遍，但有一个问题仍然存在：角膜从哪里来？自 20 世纪 40 年代起，就出现了保存死者角膜的眼库。如今，很多人选择在死后将角膜捐献给他人。

用光治病

现代外科医生利用激光来实施角膜移植等眼科手术。不过，在激光出现以前，医生也曾经用光来治疗眼部疾病。1945 年，有人因为观看日食意外损伤了视网膜，瞧，直视太阳就和伸手抚摸食人鱼一样危险。不过格哈德·迈尔 - 施维克拉特发现，这种"损伤"刚好可以治疗视网膜疾病。他用望远镜和镜子将阳光聚焦到患者的眼睛里。出太阳时这么做很管用，阴天时，外科医生会改用明亮的光源。1987 年以后，外科医生开始用激光来更有效地进行手术。

人造眼球

人类使用假眼球已经有很长时间的历史了。大约在公元前 2900 年，伊朗一位女子就装过一只黄金眼。那是一个镀金的假眼球，用金线固定在她的眼窝里。到了 1600 年，人们开始使用玻璃眼球。从 1945 年开始，人们用塑料来制作假眼球。

2020 年，科学家研发出能够感知光线的人造眼球。它的原理和数码相机类似——将光转化为电脉冲。这些电脉冲可以刺激通向脑部的神经。

耳朵里的号角

在过去的几个世纪，有听力障碍的人通常会在耳朵边放一个动物的角，让大家对着它喊话。这是当时唯一管用的办法。

听觉失灵的原因有很多。有的人是天生的，有的人是因为生病或者受伤丧失了听力。直到 20 世纪，医生仍然拿不出有效的治疗手段。不过，他们倒是试过很多无效的办法。想想看，如果有一本书记载了这些方法……

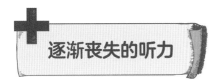

逐渐丧失的听力

没有人知道路德维希·凡·贝多芬（1770—1827）为什么会失聪。但是对于贝多芬来说，这是人生的一大灾难，毕竟作为一名作曲家和音乐家，他的生活离不开听力。

从 30 岁开始，贝多芬的听力就开始慢慢下降。他不想让别人知道这个秘密，于是将自己关在房间里，内心十分沮丧。医生向他推荐了一些奇怪的方法，比如在冰冷的河里洗澡，给耳朵戴上树皮，给胳膊裹上膏药直到起水泡。当然，这些方法都不起作用。

失聪的天才

贝多芬只好依靠想象声音来创作音乐。很多研究者认为，他正是在这一时期写出了最伟大的作品。唯一对贝多芬产生过丁点帮助的就是一个号角形状、由金属制成的助听筒。1800 年，弗雷德里克·赖因开始销售这样的助听筒。助听筒是一种空心的管子，能将声音收进耳朵。

治疗耳聋的方法？

给患者耳朵里放入以下某种东西，可以治疗耳聋：

- 驼鹿的蹄
- 猪的膀胱
- 鱼骨
- 鳗鱼脂肪
- 潮虫
- 蚯蚓的油

水银疗法

将含有水银的液体倒进耳孔。**警告！**这可能会引起精神失常和呕吐。

插管疗法

将管子插入患者的鼻孔。向管子里吹烟雾。

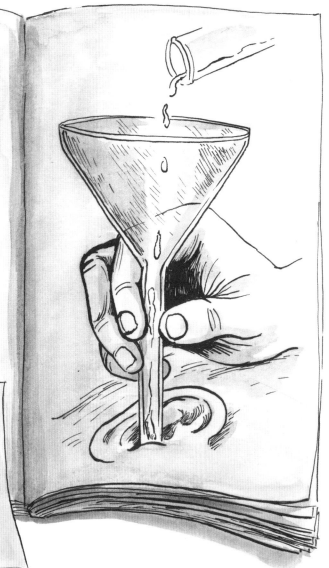

*警告！

这些"疗法"都是有害的！千万不要把任何异物放进耳朵里！

 国王的助听椅

1819 年，葡萄牙国王约翰六世提出了一个不寻常的需求：他想要一个能帮他听到别人说话的宝座。约翰六世将宝座的两个扶手端设计成狮子脑袋的模样。只要人们朝狮子张开的嘴巴说话，声音就会顺着管子传进国王的耳朵。

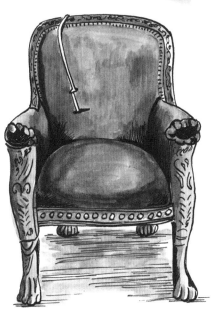

助听器

听力欠佳的人需要一种能将声音放大的机器。随着科技的进步，人们在 19 世纪末发明了助听器。

说起助听器，就不得不提到电话。电话能将声音转化成电脉冲，然后再还原为声音。有听觉障碍的人用电话可以听得更清楚。发明家要做的就是让这个声音变得更响亮。

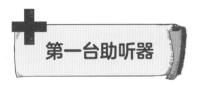

第一台助听器

美国年轻的发明家米勒·哈奇森（1876—1944）发现，可以利用类似电话的技术制作一个能将声音放大的助听器。现在，他只要将它制造出来就行了。

哈奇森爱好工程学，他发明助听器是有原因的——他最好的朋友莱曼生病后丧失了听力。为了更好地完成设计，哈奇森研究了耳朵的解剖结构。1898 年，他造出了世界上第一台助听器。可惜它实在太大，莱曼没法将它戴在头上。这台巨大的机器最后只能放在桌子上使用。

适合王后的助听器

1900 年，哈奇森制造了可以携带的助听器。英国的亚历山德拉王后就佩戴了一台。1908 年，哈奇森发明了汽车喇叭。它的声音特别大，能把人吓得跳起来。大家开玩笑说，哈奇森发明喇叭就是为了让更多人变成聋子。这样一来，他的助听器就不愁卖不掉了！

助听器的发展历程

1876 年——亚历山大·格拉汉姆·贝尔发明了电话。

20 世纪 20 年代——助听器采用真空管来控制电流，放大音量。不过它的体型仍然太大，无法戴在头上。

1996 年——第一台数字助听器问世。它能将声音转化为数字代码，方便人们根据患者的情况进行编程。

1898 年——米勒·哈奇森发明了助听器。

1952 年——诺曼·克里姆发明了晶体管，取代了真空管。于是，助听器变得更加小巧。人们甚至将它内置在了一副眼镜里！

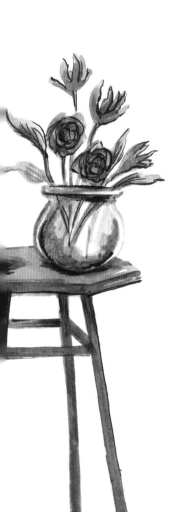

✚ 重要的人工耳蜗

1957 年以后，人工耳蜗终于问世。与放大声音的助听器不同，人工耳蜗通过麦克风接收声音，并将它传送给皮下的接收器。随后，声音信号被转化为电脉冲，通过神经从耳蜗传递给人脑。

人脑是所有感官信号最终的去处，是它让你成为你自己。它是我们思考和幻想的器官。不过，它同样也会出毛病。

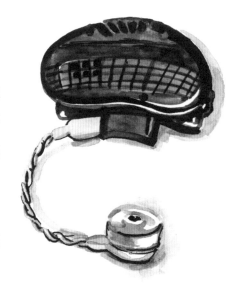

你敢不敢来看看医生是怎样治疗脑损伤的呢？

第五章

探究人脑

有人说，人脑是"宇宙中最复杂的事物"*。难怪在面对脑损伤和脑部疾病时，医生总是感到十分棘手。在这一章里，我们将要看看医生都采取过什么样的错误疗法，又实现了哪些重大突破。

想象你正在观察一个真正的人脑。从外表上看，它就像一颗皱巴巴的粉灰色菜花。如果你有勇气伸手摸一摸它，就会发现它的触感和一个大蘑菇差不多。

人脑里面有什么？

人的脑有一股蓝纹奶酪的气味。它重约 1.3 千克，比一个篮球稍微轻一点。脑袋越大的人未必越聪明，事情可没那么简单。大象的脑子比人脑重了四倍，但大象得不了诺贝尔奖。

人脑主要有三个组成部分：大脑、小脑和脑干，每一部分都有各自的工作。

· **大脑**负责记忆、思考和决策。它控制身体的运动，并接收感官发回的神经信息。

· **小脑**控制我们后天学习的动作，让我们不必思考就能完成它们。此外，它还负责调节身体平衡。

· **脑干**将神经信息传递给身体其他部位。它能够自动完成一些生理功能，比如消化、呼吸和控制睡眠。

★ 这句话出自英国精神病学家罗宾·默里教授于 2012 年所说的话。

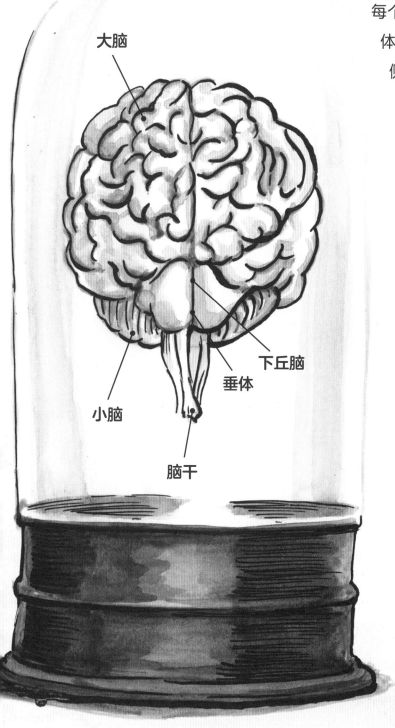

大脑

下丘脑

垂体

小脑

脑干

大脑和小脑分别有两个半球。两个大脑半球是通过"神经桥"连接在一起的。每个大脑半球支配的是对应另一侧的躯体。例如，你的右脑控制的其实是你左侧的身体。不过神奇的是，即使某个人的"神经桥"被切断了（出于医疗原因）——这通常会使得大脑一侧半球凌驾于另一侧半球之上，但他的表现也基本与常人无异。

看看人脑的下方，你会发现几个小的结构。其中最重要的就是**下丘脑**和**垂体**。下丘脑负责控制体温、饥饿感、睡眠习惯等重要功能，而人脑通过垂体来控制身体的激素系统。激素是血液中的化学信使，你可以将它们想象成身体里的快递员。

人脑的复杂程度令人难以想象。不过，它的工作方式甚至比它本身还要复杂……

人脑是如何工作的？

研究人脑就像试图解开缠在一起的意大利面条一样——只不过脑子的问题更难解一些。如今，科学家对它有了充分的了解，却依然无法百分百确定它的工作方式。

忙碌的脑袋需要大量的能量来完成各项工作。血液中大约有五分之一的糖分被用来为脑细胞提供能量。同时，它们还需要消耗五分之一你呼吸进来的氧气（和其他细胞一样，它们利用氧气将糖转化为能量）。这些过程会产生大量的热，因此，脑的温度比人的脚还要高。

工作中的脑细胞

人体大约有 860 亿个脑细胞，科学家将这部分细胞称之为神经元。*它们负责传递神经信号。神经信号是一种化学变化，它能产生一个沿神经元传递的电信号。有的神经信号可以在不经过大脑（它们经过的是脊髓）的情况下让我们做出反应。这就叫作反射。例如，呕吐、咳嗽、眨眼和流口水都属于反射。

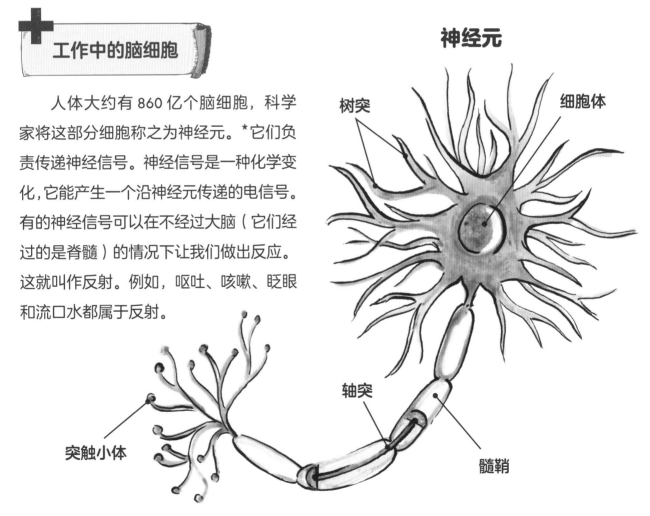

神经元

树突

细胞体

轴突

突触小体

髓鞘

★ 人脑中还有大约 8600 万个非神经细胞。

如何测试膝跳反射

1. 坐在椅子上，保持放松。
2. 将一条腿自然地搭在另一条腿上。
3. 请朋友用手掌内侧边缘叩击你膝盖骨下方的中心位置。
4. 正常来说，你的腿会向前踢出。叩击使大腿的肌肉收缩并发出神经信号，让另一块肌肉舒张。膝跳反射有助于我们站立和移动。

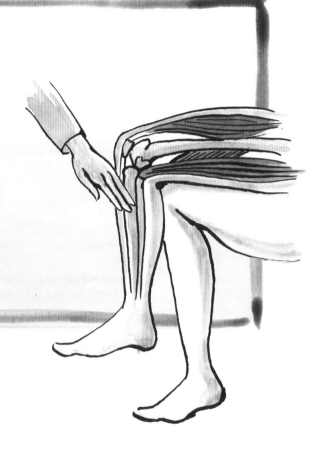

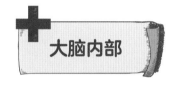
大脑内部

这个皱巴巴的大圆球是人体的控制和指挥中心。按照功能，它可以被划分为不同的控制区域：

- 运动
- 说话（同样也能阻止我们说废话）
- 理解我们看见的事物和听见的声音
- 形成记忆

记忆是一个复杂的过程，它涉及短期记忆、长期记忆和记忆系统。长期记忆是作为神经信号通路来储存的。我们重复信息的次数越多，通路就会变得越强。如果你想记住这一页的内容，最好的办法就是多读几遍！

同时，大脑还能解决问题并做出决定。通常有两种方法：一种是科学性的，可以根据事实记忆和逻辑推理来实现；另一种是艺术性的，通过发挥创造力能将不相关的记忆联系起来。大多数人两种方法都会用到。

早期治疗脑损伤的办法

在英国维多利亚时代以前，医生对于脑部的损伤或疼痛几乎无能为力。不过，他们鼓吹的一些疗法确实是有效的。

严重的头部损伤会引发炎症，压迫脑部。为了缓解这种伤害带来的压力，石器时代的医生会在患者的头骨上打孔。这些患者通常都能活下来，有的人甚至会多次接受这样的治疗！这种治疗方法叫作"颅骨穿孔术"。一些人出于宗教原因也会接受这种手术。现在，在紧急情况下，外科医生仍然会采取这种办法。但是，他们不会像石器时代的人那样简单粗暴！

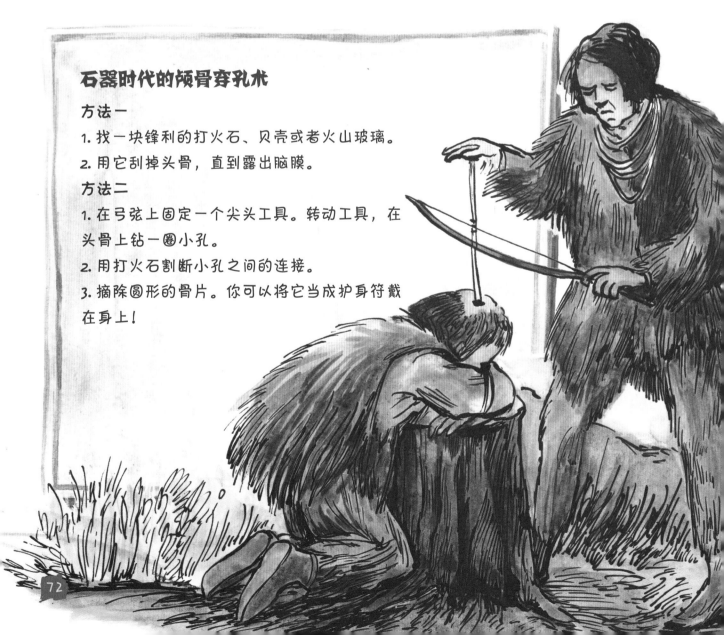

石器时代的颅骨穿孔术

方法一

1. 找一块锋利的打火石、贝壳或者火山玻璃。

2. 用它刮掉头骨，直到露出脑膜。

方法二

1. 在弓弦上固定一个尖头工具。转动工具，在头骨上钻一圈小孔。

2. 用打火石割断小孔之间的连接。

3. 摘除圆形的骨片。你可以将它当成护身符戴在身上！

疼痛的感觉来自哪里?

当你的脚趾疼痛时,你可能会认为这种痛感来自脚趾。事实上,痛觉是在人脑里形成的。脑部的某些区域会处理神经发送的疼痛信号,但它本身其实是感受不到疼痛的。引起头痛的原因可能是脑部血管疼痛、颈部肌肉的酸痛、用眼过度甚至是头皮发紧。

罗马医生斯克里博尼乌斯·拉格斯自以为找到了根治头痛的方法,他建议在患者头上放一条电鱼。其实,罗马等古老的民族很早就找到了良药。柳树皮具有缓解疼痛、炎症和发热的功效,希波克拉底会让患者服用柳树皮制成的茶。柳树皮含有强效的天然止痛成分,如今,它被用来制备阿司匹林。

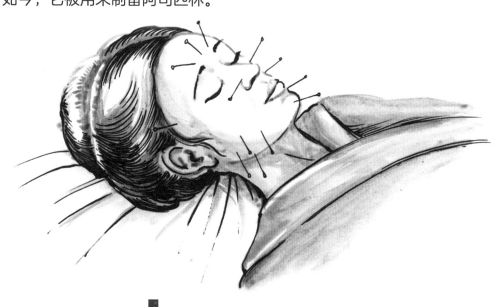

以痛克痛?

公元前 100 年,中国古代的医生找到了另一种治疗疼痛的方法——用针刺入患者身体的特定部位。这叫作针刺疗法*。它听上去比头痛还要痛,却可以缓解各种类型的疼痛。中国医生相信这样能够控制生命能量的流动。现代科学家分析认为,这种疗法会触发大脑释放天然的止痛剂——内啡肽。

★针刺与艾灸合称为"针灸"。

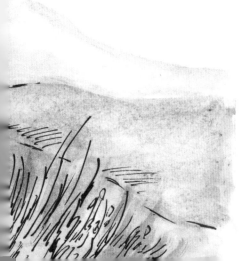

恐怖的人脑实验

过去，医生们对人脑的工作方式几乎一无所知。在19世纪，他们对人脑展开了实验，并且取得了一些令人大开眼界的成果。

克罗顿的阿尔克迈翁（公元前6世纪）声称，人脑会处理来自神经的信息，可是这个观点并没有得到人们的认同。希腊哲学家亚里士多德（公元前384—前322）认为人脑是心脏的冷却系统，冷静的头脑可以让人控制住不乱发脾气！盖伦（见第12页）认为，脑部下方充满液体的空间里含有"动物精神"。根据他的说法，人就是在这些空间里进行思考的。医生们相信盖伦的观点，直到16世纪，维萨里才证明盖伦是错误的。

✚ 电击实验

1802年，乔瓦尼·阿尔迪尼做了一个吓人的实验。4年前，他的叔叔路易吉·加尔瓦尼发现，电击可以让死青蛙的腿抽搐。阿尔迪尼决定对死人也实施这样的电击。他将两个被砍掉的罪犯脑袋放在一起，对它们实行电击，两个脑袋的表情都随之发生了扭曲。当阿尔迪尼电击了其中一名罪犯的脑部时，也出现了类似的结果。显然，是从脑中发出的电信号引起了面部肌肉的运动。

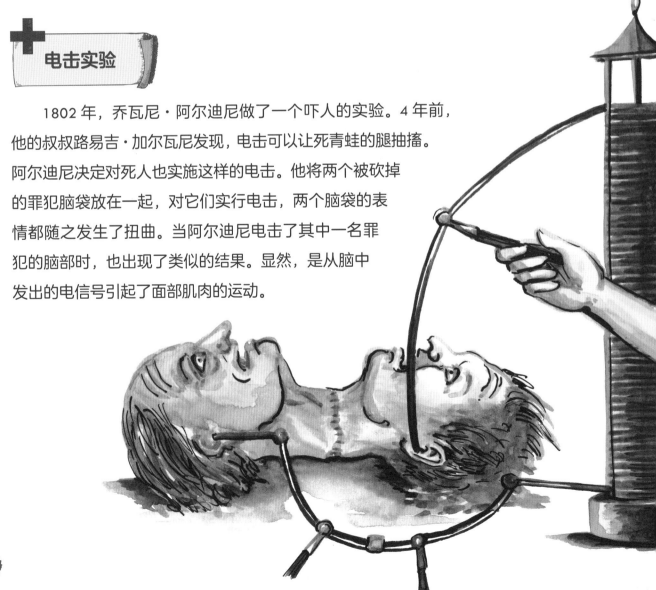

唤醒死者

1870 年，德国科学家爱德华·希齐希和古斯塔夫·弗里奇找到了脑部控制运动的区域。他们电击了一只狗的大脑，这让狗动了起来。通过对神经元的微观研究，人们终于了解到神经元经由脊髓向脑部传递信号的过程。

这类电击实验勾起了一些医生的好奇心，他们想知道头被砍掉后，人脑的意识还能残存多久。1905 年，一位法国医生决心就这个问题找出答案。让我们来看看当时的新闻。

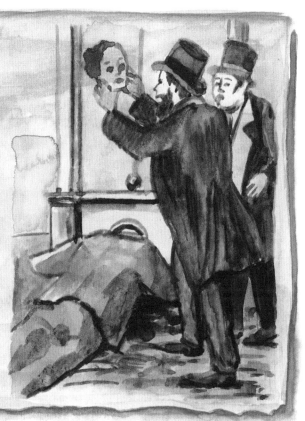

砍掉的头回应了医生的呼唤！

强盗亨利·朗吉耶在生命的尽头为医学研究做出了贡献。这天上午 5 点 30 分，他被执行了斩首。行刑刚结束，加布里埃尔·博里厄医生就立刻喊出罪犯的名字。那颗脑袋睁开了眼睛，瞪着医生。医生又喊了一声："朗吉耶！"脑袋再次睁开眼睛，但这是最后一次。博里厄医生宣布，这次测试持续时间不到 30 秒。

如今我们已经知道，在没有身体的情况下，3 秒钟后人脑就会失去意识，而脑部活动还能再持续半分钟。当然，医生对于人脑了解得更多，而且很大一部分知识都来自脑损伤的病例。在下一页，我们就会读到一个头部遭受重击的故事。

饱受摧残的脑

脑损伤会破坏人的思考、运动乃至语言能力。通过研究某些形式的脑损伤，医生揭开了人脑的一部分秘密。

1848 年，美国一个年轻人遭遇了一场可怕的事故。这是一名负责铁路建设的工人，虽然他在事故后奇迹般地活了下来，却因此发生了巨大的改变，就连朋友们也觉得他与从前判若两人。他的遭遇推动了脑科医学的发展进程。

时间：1848 年 9 月 13 日，下午 4 点 30 分
地点：美国佛蒙特州，卡文迪什

　　空气中弥漫着一股寒意，岩质路堑两旁的树叶开始变黄。工人们正在修建一条新铁路。他们一边用镐头和铁锹敲击岩石，一边聊着天。菲尼亚斯·盖奇正在给装有炸药的岩石钻孔里填装沙子。他年轻力壮，和其他工人一样，正身穿背带裤挽着袖子干活。

　　有人在他身后说了些什么。菲尼亚斯将撬棍塞进洞里，向右转头，正准备张嘴回应，眼前却突然出现了一道闪光。随着一声巨响，整个路堑变得烟雾弥漫，到处都是呛人的火药味。

　　工人们叫喊着，咳个不停。

　　菲尼亚斯仰面朝天倒在地上，浑身抽搐。人们围在他身旁，只见他的头上多了一个洞，撬棍已经穿透了这个年轻人的头骨。难道他快死了吗？

　　不，并没有。菲尼亚斯坐了起来，随即几分钟后，他就开口说话了。

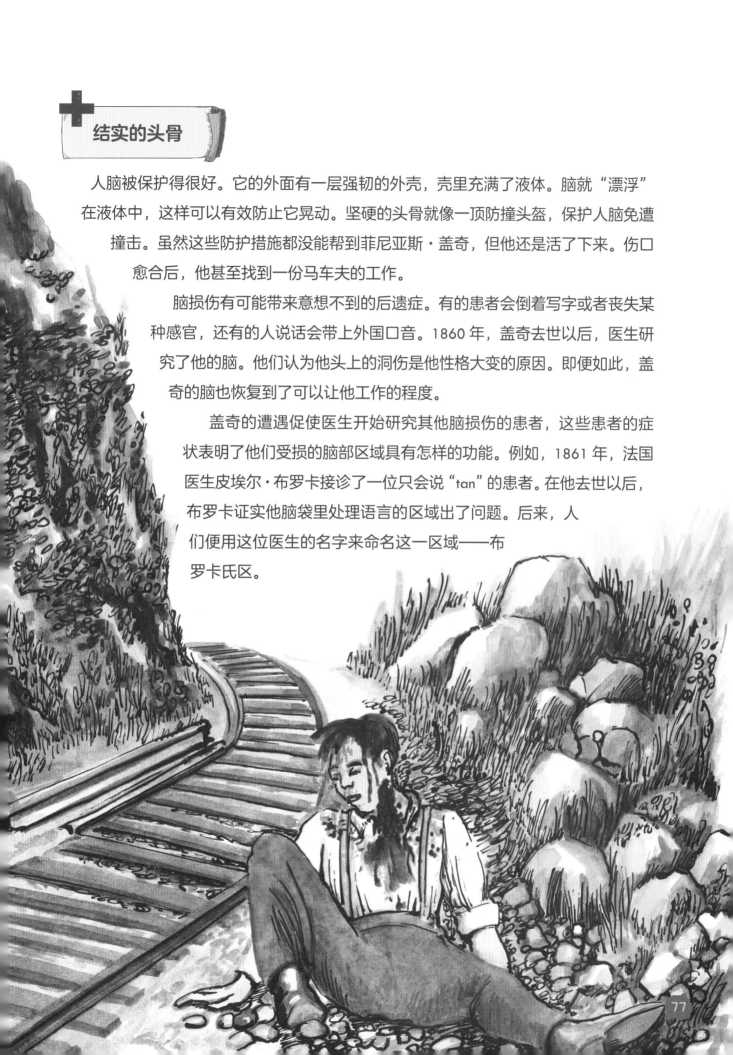

结实的头骨

人脑被保护得很好。它的外面有一层强韧的外壳，壳里充满了液体。脑就"漂浮"在液体中，这样可以有效防止它晃动。坚硬的头骨就像一顶防撞头盔，保护人脑免遭撞击。虽然这些防护措施都没能帮到菲尼亚斯·盖奇，但他还是活了下来。伤口愈合后，他甚至找到一份马车夫的工作。

脑损伤有可能带来意想不到的后遗症。有的患者会倒着写字或者丧失某种感官，还有的人说话会带上外国口音。1860年，盖奇去世以后，医生研究了他的脑。他们认为他头上的洞伤是他性格大变的原因。即便如此，盖奇的脑也恢复到了可以让他工作的程度。

盖奇的遭遇促使医生开始研究其他脑损伤的患者，这些患者的症状表明了他们受损的脑部区域具有怎样的功能。例如，1861年，法国医生皮埃尔·布罗卡接诊了一位只会说"tan"的患者。在他去世以后，布罗卡证实他脑袋里处理语言的区域出了问题。后来，人们便使用这位医生的名字来命名这一区域——布罗卡氏区。

心电感应

随着科技的进步，20 世纪的医生已经能够读取来自脑的信号了。他们甚至还学会了如何利用这些信号来控制机器。

1895 年，正在参加训练的年轻士兵汉斯·贝格尔（1873—1941）不小心摔下了马背。他抬头看见一辆运输大炮的马车朝他驶来。幸好它及时停住了。与此同时，身在其他地方的汉斯的姐姐莫名地为他感到担心，她非常不安，坚持让父亲给汉斯发了封电报。

听说这件事后，汉斯·贝格尔坚信是自己的大脑给姐姐发出了信号，于是他很想知道大脑是怎么办到的。事实上，这是不可能办到的。不过，在寻找答案的过程中，贝格尔发明了一台神奇的机器。让我们来看看他当时的笔记。

德国耶拿大学（1924 年）

　　我将银线插进病人的头皮。这应该挺疼的，但是病人没有抱怨。

　　接着，我将银线另一端连接到电流计上，检测病人脑中的电波。实验结果表明，人脑在执行不同任务时会产生不同波形。在实验中，我递给病人一些啤酒和无聊的杂志。当他睡着的时候，脑电波也发生了变化。我不知道这些是不是脑部的信息？

读脑机器

贝格尔发明了脑电图仪。后来，他改进了检测方式，用连接在病人头部的电探测器取代了插入头皮的银线。他为自己这一发明兴奋不已，甚至拿自己的孩子进行了测试。

如今，科学家利用现代脑电图仪（右）和磁共振成像仪（见第19页）来观察人脑活动。他们让人脑执行特定的任务，观察它的哪些部分变得活跃。科学家们也正在开发通过意念来操纵电脑或机器人的设备。其中就包括一种传感器，它被安装在头骨的上方或下方的部位，用来采集脑电波，脑电波可以传递信号来控制设备。

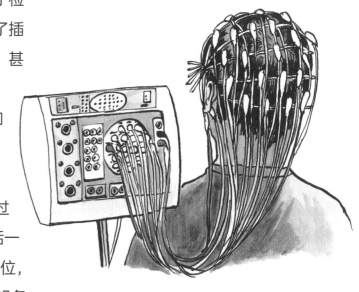

成功与失败的脑手术

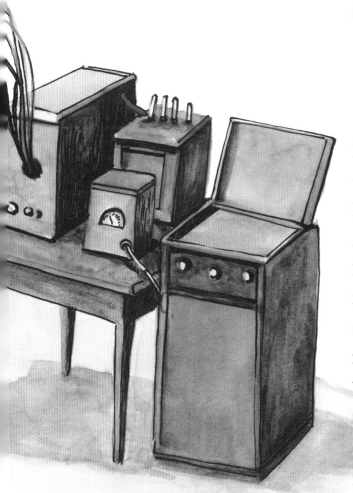

多亏了这些先进仪器（例如 X 光机和脑电图仪），脑外科医生可以实施复杂的手术。如今，外科医生在磁共振成像仪的指引下，很快就能找到手术的部位，有的手术还会用到带有显微镜观察器的内窥镜。但是，并非所有的脑手术都能成功。20 世纪 40 年代到70 年代期间，医生对精神病患者普遍采取手术治疗。这类手术叫作"额叶切除术"，目的是通过切除患者脑中的前额叶来让他们恢复平静。但是，这样做会让患者性情大变。可悲的是，对于精神病患者来说，遭受残酷的治疗并不是什么新鲜事……

残酷的精神病疗法

过去，有些治疗精神疾病的方法非但不起作用，反而会加重病情。它们违背科学，十分残忍，往往还会给患者带来惨痛的后果。

精神疾病有可能表现出多种病状。它们会影响一个人的行为和思维，还会让患者感到不安，丧失自理能力。有的精神疾病是因为脑损伤导致的，有的则是由于过往糟糕的经历引发的。

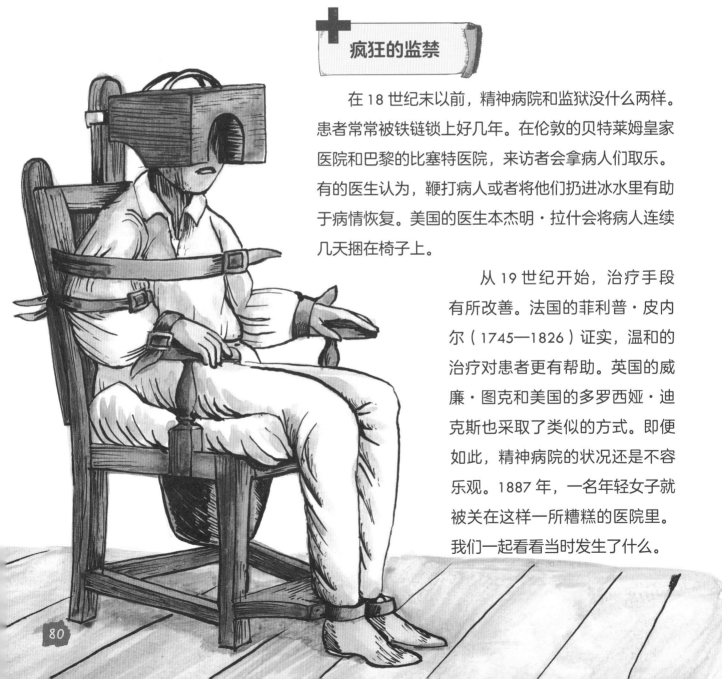

疯狂的监禁

在 18 世纪末以前，精神病院和监狱没什么两样。患者常常被铁链锁上好几年。在伦敦的贝特莱姆皇家医院和巴黎的比塞特医院，来访者会拿病人们取乐。有的医生认为，鞭打病人或者将他们扔进冰水里有助于病情恢复。美国的医生本杰明·拉什会将病人连续几天捆在椅子上。

从 19 世纪开始，治疗手段有所改善。法国的菲利普·皮内尔（1745—1826）证实，温和的治疗对患者更有帮助。英国的威廉·图克和美国的多罗西娅·迪克斯也采取了类似的方式。即便如此，精神病院的状况还是不容乐观。1887 年，一名年轻女子就被关在这样一所糟糕的医院里。我们一起看看当时发生了什么。

时间：1887 年 9 月，夜间
地点：纽约布莱克韦尔岛，贝尔维尤医院

　　年轻女子躺在黑暗的房间里。她浑身发冷，身上的毯子非常薄，而且很扎皮肤。她用冰冷的脏水洗了个澡，此时头发湿漉漉的，肚子也饿了。晚饭是发臭的牛肉粥，她甚至在面包里发现了一只死蜘蛛。脚步声传来，有两个女人在走廊里说话。一阵钥匙开锁的声音后，沉重的门被打开了，提灯的光照亮了整个房间。

　　"她是内莉·布朗。"一个护士对另一个说道。

　　年轻女子挡了一下眼睛。她看见两个系着白围裙的女人。

　　"你们是谁？"她问道。

　　"夜班护士，亲爱的。好好睡吧。"其中一个说。

　　两个女人离开房间，又锁上了门。

　　突然，年轻女子感到十分恐惧。万一医院着火，她就会被困在这个房间，并且很可能会死在这里。

　　内莉·布朗是一名暗访记者。她的真名叫作内莉·布莱，通过假装胡言乱语，她被 4 位医生确诊为精神失常。10 天后，她从精神病院出院了。她对于这里面的报道令民众震惊，同时也迫使医院做出改革。如今，针对精神疾病治疗的范围很广，从控制症状的药物到鼓励患者探讨病情。医院再也不会对患者实施残酷的治疗了。

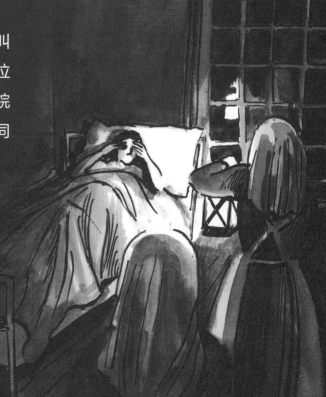

第六章

忙碌的器官

　　我们的身体里有很多器官：心脏时刻在泵血，肺在不停地呼吸，与此同时，消化系统的各个器官正忙着处理食物，肾脏在清理血液中的垃圾。

　　为了维持生命活力，我们的身体里总是一派繁忙的景象。但是时间长了，这些重要的器官难免会出问题。在这一章里，我们将介绍它们的工作方式，以及医生如何找到治愈它们的方法。

勤劳的心脏

　　在我们一生当中，心脏总是一刻不停地在工作。这个拳头大小的"泵"位于我们的胸腔。每天，它都要通过全身 96558 千米长的血管送出超过 7500 升血液！

　　其实，心脏不只是一个泵——事实上它是两个泵。心脏的右半部分负责将血液送到肺部，左半部分将血液送到全身各处。

　　我们来看看它工作的具体过程。

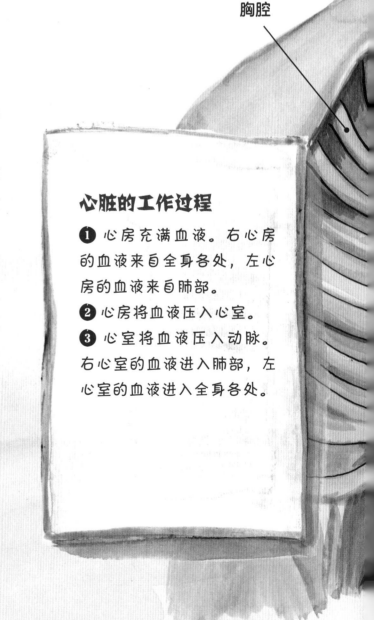

胸腔

心脏的工作过程

❶ 心房充满血液。右心房的血液来自全身各处，左心房的血液来自肺部。

❷ 心房将血液压入心室。

❸ 心室将血液压入动脉。右心室的血液进入肺部，左心室的血液进入全身各处。

肺

去往全身各处

身各处

去往肺部

来自肺部

心房

心脏

心室

膈肌

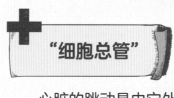

"细胞总管"

心脏的跳动是由它外部的一个细胞群控制的。医生们称之为"起搏细胞"。它们能够产生电流，让心肌收缩。"扑通"的心跳声是心脏瓣膜关闭发出的声音，它在阻止血液流向错误的方向。

呼吸之间

心脏跳动的同时，肺将氧气吸进身体。我们每天大约需要呼吸 23000 次。每次吸气时，膈肌下降，肋骨向上提起，这样可以将空气吸进肺部。肺里有超过 5 亿个微小的气泡，用来将氧气送入血液。

虽然我们的生存离不开氧气，但它也会损伤身体。所以，红细胞会将氧气关进自己的体内。每一滴血液中都有 50 亿个红细胞在输送氧气。当氧气到达身体细胞时，会和食物中的糖分一起被转化为化学能量储存起来。这种能量叫作 ATP（三磷酸腺苷）。*整个过程会产生二氧化碳。这些废气会通过血液回到肺部，然后被呼出体外。

★ 在没有氧气的情况下，细胞也能在短时间里制造 ATP，但不会太多。

恢复心跳！

　　如果心脏不能正常跳动，身体就会有大麻烦，死亡几乎是分分钟的事。医生将这类疾病称为"心脏骤停"。让我们看看他们都采取过哪些治疗心脏骤停的方法。

　　过去的医生根本不懂得如何抢救病人。1767 年的一本医书上给出的救人建议竟然是，挠病人的喉咙，或者朝他们的屁股吹烟雾。20 世纪 50 年代，一个由威廉·考恩霍文（1886—1975）率领的美国团队证实，电击可以让心脏恢复跳动。他们制造了一台名叫除颤仪的机器。不过在当时，医生必须切开患者的胸口才能电击心脏。到了 1957 年，他们发明了可以在体外使用的除颤仪。这个家伙能救人性命吗？

一名中年男子躺在急诊室里。前一刻他还在脱衬衫，现在却因为心脏骤停而生命垂危。见习医生维克托·马德对他实施了心肺复苏术（CPR）。但这远远不够。他的心脏需要被电击才能让心肌细胞重新恢复活力。

除颤仪被锁在 11 楼考恩霍文的实验室里。另一位年轻医生戈特利布·弗里辛格站在嘎吱作响的笼式电梯里，向上穿过层层昏暗的走廊。弗里辛格知道每一秒都很宝贵，他心生焦虑：电梯怎么这么慢呢？！

20 分钟后，弗里辛格推着笨重的仪器步入急诊室。还来得及吗？是的，只不过病人此时已经快不行了。马德神色焦虑，仍在不停地尝试心肺复苏。弗里辛格飞快地给机器加电，然后将银色的电极板放在病人的胸口上，随着一股电流释放，电极板猛地跳动了一下。可病人毫无反应。几秒钟后他就会没救了！医生立刻再次实施了电击。突然，病人的心脏恢复了正常跳动。

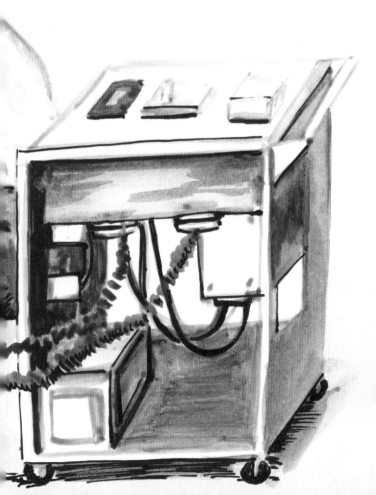

✚ 小巧的救命仪器

现代的医院都配备了便携式除颤仪（下图）。这些仪器随时准备就绪，一旦有人心脏出现问题，它们就会派上用场，大大增加了患者活命的机会。

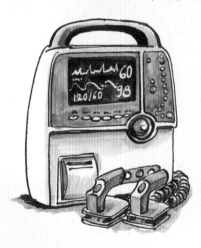

维持呼吸！

呼吸出现问题几乎和心脏骤停一样要命。在这种紧急情况下，医生必须想办法帮助患者恢复正常呼吸。

如果没有足够的氧气，大脑等重要器官就会逐渐走向死亡。如果我们不能将废气二氧化碳排出体外，血液就会变酸，也会对器官造成损害。几个世纪以来，医生唯一能做的就是朝病人的气管里吹进空气。

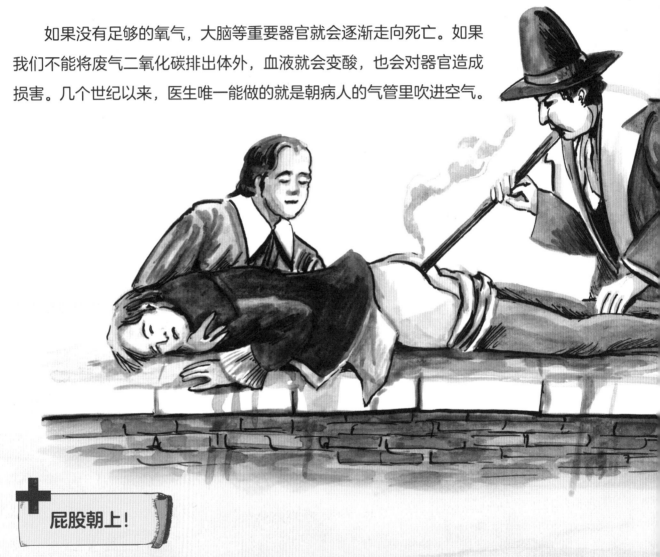

➕ 屁股朝上！

1771 年，瑞典科学家卡尔·谢勒（1742—1786）发现了氧气。科学家意识到，氧气是动物赖以生存的气体，英国维多利亚时代的一些医生甚至声称氧气能包治百病。1869 年，S·B·伯奇医生建议病人饮用含有溶解氧的水，并将头伸进氧气桶中来保持健康。还有的医生会把氧气吹到患者的胃里或者屁股上。但这些方法全都不管用。不过在 1885 年，纽约的一位医生用氧气救了一个男孩的性命。让我们来看看当时的报道。

医生自制氧气，拯救男孩性命！

刚刚取得行医资格的乔治·霍尔扎普尔医生接诊了 16 岁的病人盖布尔，他正因为肺炎而生命垂危。这个惊慌失措的男孩说他无法呼吸，并且他的脸已经开始发青了。医生赶紧从镇上取来化学品和实验设备，并向这家人要了一把扇子和一桶水。他将化学品混合后放进试管，拿到火上加热。反应生成的氧气通过管子被送入水中，接着他将桶里的氧气扇向男孩的脸。

小盖布尔彻底康复了。由于医院和当地的医生没有储存氧气，霍尔扎普尔医生不得不自制氧气。而到了 20 世纪，许多医院都配备了氧气瓶，医生终于可以使用吸氧面罩和吸氧管来帮助患者呼吸。

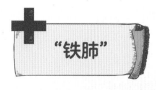

"铁肺"

在 20 世纪 30 年代，因为小儿麻痹而导致肺功能衰竭的患者，会被放进一种叫做"铁肺"的呼吸机里。"铁肺"是一个带有气泵的箱子，气泵先被排空，然后给箱子重新灌满空气。当箱内的气压下降时，箱外的新鲜空气就会进入患者肺部。当箱内的气压升高时，患者肺部的空气就会被排出。到了 20 世纪 50 年代，人们发明了呼吸机，有一些管子连接着泵，泵可以通过管子将氧气送进患者肺部。

饥饿的消化系统

在心脏跳动和肺部呼吸的同时，我们的消化系统也在努力工作。所谓消化，就是将吃进去的食物分解成可供身体利用的分子的过程。

想象一下我们正在吃一个苹果。它富含人体可以消化吸收的营养物质，包括 1 克蛋白质、19 克糖和 25 克碳水化合物（这种成分构成淀粉类食物）。此外，苹果还含有 3 克人体用不上的纤维。想知道这些纤维最终会怎样吗？快去第 92 页寻找答案吧。

当我们咀嚼苹果时，唾液腺会分泌唾液（口水）。我们有三对主要的唾液腺：一对位于脸颊，一对位于口腔底部，还有一对位于舌头下面。每天，它们都会产生 1.5 升的唾液，其中大部分被我们吞进了肚子里。唾液可以让咀嚼过的苹果变得滑溜溜的，方便我们将它咽下。唾液中含有酶，这是一类十分重要的蛋白质，它们能加快化学反应。其中有一种酶可以分解苹果中的碳水化合物。人体一共能产生 3000 多种不同类型的酶。

食物的移动

当我们将口中的苹果咽下时，会厌会向下摆动。这片树叶状的结构能够挡住气管，防止苹果误入肺部。随即食管将苹果送进胃里。整个过程最多需要 13 秒——完全来得及让我们再咬一口苹果。

能溶化骨头的胃酸

胃就像是一个存储咀嚼过的食物的小口袋。成年人的胃最多可以容纳 3 升的食物和液体，不过在空腹状态下，胃的体积要小得多。空腹时，食物能在里面停留 1 个小时；如果吃得太多，那么食物会在胃里最多停留 6

个小时。胃搅动着苹果，胃酸会再将它慢慢溶解，我们的胃酸甚至能溶解小块的骨头，有一些酶也会参与这个消化过程。1 个小时后，苹果就变得面目全非了。它看起来就像呕吐物一样。其实，我们平时的呕吐物就是这些东西！

消化器官

❶ 会厌　　　❹ 小肠
❷ 食管　　　❺ 胰腺
❸ 胃　　　　❻ 大肠

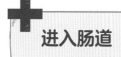

进入肠道

接下来，糊状的苹果残渣——现在叫作食糜，会被送进小肠。这条通道大约有 6.5 米长。小肠向前推挤食糜，同时向它喷洒各种酶。一种名叫小肠绒毛的微小突起会收集苹果中的营养分子，并将它们送入血液。小肠每天都会产生 2.5 升的消化液。

胰腺分泌的胰液和肝脏分泌的胆汁也会加入肠道的消化。胰液中含有多种酶，胆汁可以将脂肪分解成颗粒。不过，胆汁对苹果糊没多大用处，因为苹果里没有脂肪。

消化过程的发现

接下来，我们要讲一个科学家如何发现消化过程的故事。不过，这个故事有点恶心，**当心会引起你的不适哦！**

在 18 世纪以前，科学家根本不清楚消化系统是如何工作的。后来，法国的勒内·德·雷奥米尔（1683—1757）和意大利的拉扎罗·斯帕兰扎尼（1729—1799）深入研究了消化过程。虽然他们是各自展开的研究，但采取的方法十分类似。他们让动物吃下绑着细线的食物，过后再将食物拽出来，观察它在胃中的变化。为了搞清楚食物的变化情况，斯帕兰扎尼甚至反复三次吃下自己的呕吐物！从结果来看，胃似乎是通过胃酸和蠕动将食物处理成糊状。但是，没有人见过具体怎么发生的。直到 1822 年的一天，人们终于目睹到了这一过程。让我们回到当时，看看到底发生了什么。

时间：1822 年 6 月 6 日
地点：美国密歇根州，麦基诺堡

在附近堡垒工作的威廉博蒙特医生（1785—1853）突然听到一声枪响。他立刻抓起医疗包，沿着土路狂奔。

美国皮草公司的商店前围满了人。一只狗吠叫着，有个孩子喊道："医生来了！"在商店里，士兵们和店主们围在一个年轻人的身旁。他躺在石板地上，衬衫上沾满了血，苍白的脸因为疼痛而变得扭曲，正低声呻吟着。店主的围裙上也沾了血迹。周围的人议论纷纷，有人说这是枪支意外走火造成的。

博蒙特撕开年轻人的衬衫，发现他的肋骨断了，肺部外露，还有东西从他的伤口处向外流着——看起来好像是他的早餐。他肯定活不了多久了。

　　但是，这名叫亚历克西斯·圣马丁的年轻人并没有死。他的伤口后来愈合了，不过肚子上留下了一个洞，上面只覆盖着一层皮。每次吃饭的时候，亚历克西斯必须用绷带压住洞口，以免吃进去的食物漏出来。博蒙特医生只要拿掉绷带并掀开这层皮，就可以看到他胃里的情况！

　　博蒙特医生做了很多实验。他发现，除了分泌胃酸和蠕动，胃里还有一种可以分解食物的化学物质。1836 年，德国科学家特奥多尔·施万（1810—1882）揭开了它的真面目——这是一种叫"胃蛋白酶"的酶。这也是第一个被发现的人类酶。

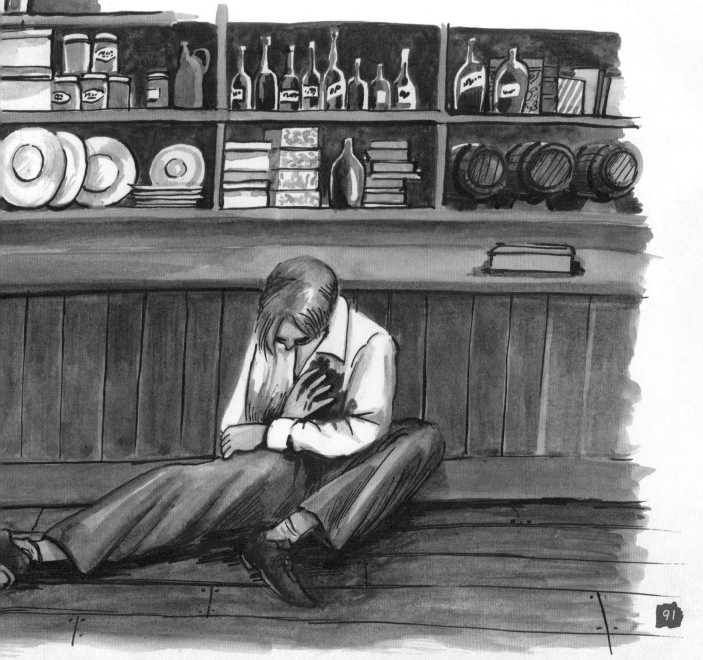

清除废物

我们的身体就像一座长着两条腿的城市。和城市一样，它也需要一套良好的废物处理系统。现在，就让我们认识几个清除废物的器官。

还记得本书 88 页的那个苹果吗？它含有 3 克人体无法消化的纤维。这些纤维会和一部分水一起向大肠前进。其中，水分大都会进入血液，剩下的则进入粪便。粪便之所以是棕色的，是因为里面含有胆汁中的化学废物。粪便中有三分之一是死掉的细菌。在我们排泄之前，粪便都会被存储在直肠里。

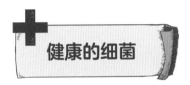

健康的细菌

我们的肠道里生活着大约 700 种细菌，其中许多细菌对人体是有益的。有的可以制造维生素 B 和 K（维生素是维持身体健康必需的化学物质），还有的肠道细菌能够增强我们的免疫系统。但是，肠道细菌会产生难闻的气体。你能猜到这些气体会怎么样吗？

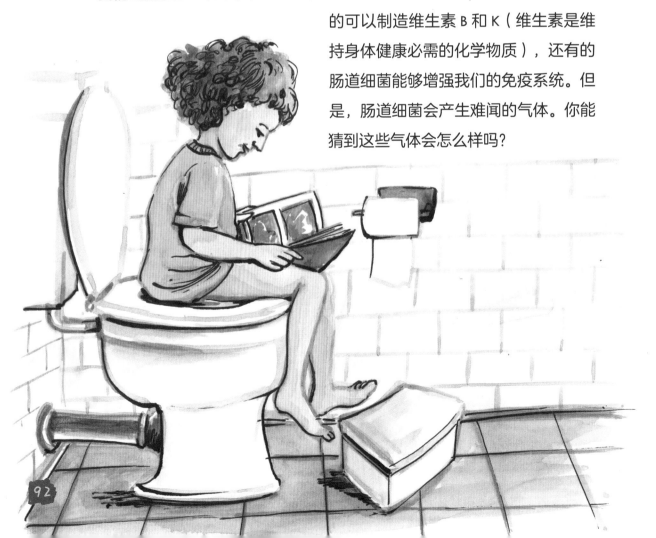

身体的过滤器

与此同时，肾脏也在为一场"厕所之旅"做准备。它们每天要过滤 17000 升血液，苹果中的一部分水和盐也会进入膀胱。当膀胱容纳大约 250 毫升尿液时，就会向大脑发出信号，提醒我们该上厕所了。尿素会让尿液呈现黄色，它是身体分解蛋白质（例如，苹果中就含有少量蛋白质）时产生的废物。

充满活力的肝脏

如果我们吃进的食物超过身体所需要的量，肝脏就会将剩余的部分转化为脂肪。这些脂肪被储存在皮下、器官周围以及骨髓当中，其他多余的营养物质也会被储存在肝脏里。肝脏是一个红褐色的器官，呈半月形，重约 1.5 千克。它就像是一座需要完成 500 多项任务的化学工厂，其中就包括……

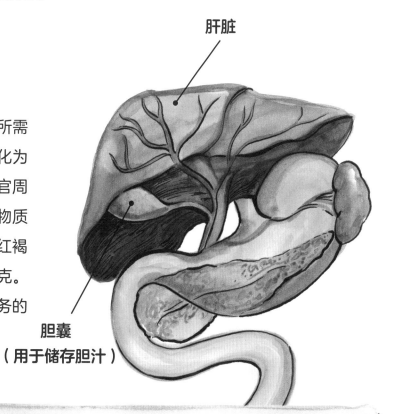

肝脏

胆囊
（用于储存胆汁）

肝脏的待办事项清单（缩略版）

储存	制造	清理废物
1. 营养物质（来自食物）	1. 血液中的重要蛋白质	1. 分解红细胞
2. 维持健康所必需的矿物质，例如铜和铁	2. 激素——例如有助于控制血压的激素	2. 分解有害的化学物质，以免伤害人体
3. 维生素 A、D 和 K	3. 胆汁和其他消化液	

清理废物的苦恼

　　和其他器官一样，病痛也会找上肾脏、膀胱和肝脏。尽管医生不断地在摸索治疗方法，但是在 20 世纪以前，他们能做的非常有限。

　　自古以来，医生就懂得通过检查尿液来判断人们是否患病。比如，希波克拉底就发现，尿中带有气泡或血是肾脏疾病的症状。12 世纪，法国医生吉勒·德·科贝伊（1140—1224）写了一首关于尿的诗，提醒医生应当留心哪些问题。1674 年，托马斯·威利斯（1621—1675）指出，尿液发甜是糖尿病的症状之一，这个疾病表示身体无法正常代谢体内的糖分。值得庆幸的是，如今医生会通过验血来进行对糖尿病的诊断。

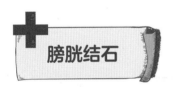

膀胱结石

　　从罗马时代开始，医生就知道如何去除或者敲碎膀胱结石。这些结石是由尿液中的矿物质形成的，会让人剧痛难忍。1658 年，一位医生为年轻的伦敦人塞缪尔·佩皮斯取出了一块结石。让我们来看看这位医生的笔记。

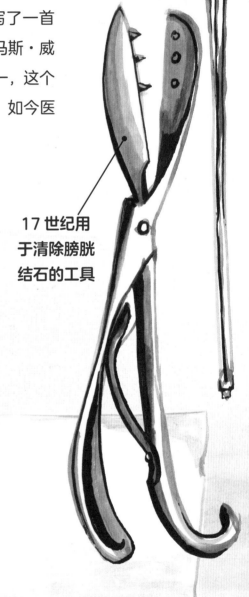

17 世纪用于清除膀胱结石的工具

托马斯·奥利耶医生的诊疗笔记

　　患者今年 25 岁，他患膀胱结石已有 5 年之久。手术是在患者表哥家里进行的。2 名仆人帮忙按住患者，我切开患者的膀胱，用专为手术特制的勺子取出了结石。整个手术用时不到 10 分钟。患者很勇敢，没有大喊大叫。

为了庆祝手术成功，获救的塞缪尔·佩皮斯举办了聚会，并向大家展示了那块结石。他是幸运的，因为还有其他一些奥利耶经手的患者因为伤口感染而不幸身亡。

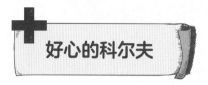

好心的科尔夫

1943 年，威廉·科尔夫医生（1911—2009）忧心忡忡。当时德军占领了荷兰。科尔夫救助的数百人中，包括一些被德军通缉的犹太人。他谎称这些犹太人是住院的病人，甚至将一名犹太男孩藏在自己家中。当亲德的镇长来医院检查时，科尔夫为了转移他的注意力，便向他展示了自己的新发明。

净化血液的机器

这是一种可以帮助肾衰竭患者过滤血液的机器。肾衰竭意味着死亡正在向你招手，因为原本应该随尿液排出去的有害物质和垃圾会堆积在身体里。科尔夫的机器是用果汁罐、旧浴盆、香肠皮等废料制成的，它的效果不太好，几乎没有患者在使用它后存活下来。不过在战后不久，这台机器救活了一个病人，尽管这个病人是德军的拥护者，但科尔夫并不在乎——他只想救人。如今，世界上有了更加先进的肾脏透析机，数百万人因此获得了救治。

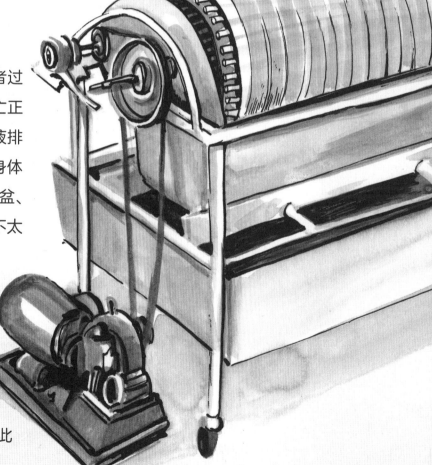

科尔夫发明的透析机

了不起的移植手术

有时候，外科医生会用健康的器官替换掉已经衰竭的器官，这些新器官往往来自已经去世的人。这样的手术就叫作"器官移植"。

移植面临的最大问题是，当免疫系统攻击新移植的器官时，身体会出现排斥反应。在 20 世纪，外科医生曾经给病人移植过动物的肾脏，这些病人的身体非常排斥移植进来的器官，没过多久他们就因此而死亡了。1933 年，医生开始为患者移植人类的肾脏，但是也都由于同样的原因失败了。1951 年，巴黎的九名患者被移植了死刑犯的肾脏，结果他们都没能活下来。

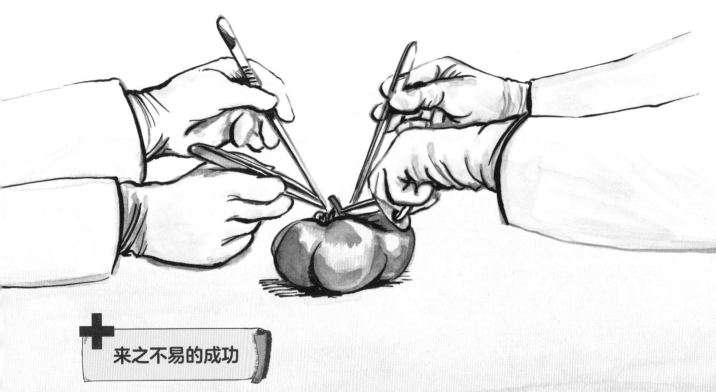

来之不易的成功

1954 年，美国的年轻人理查德·赫里克患上了肾脏衰竭。他的兄弟罗恩打算将自己的一个肾捐给理查德。这样做可行吗？幸运的是，罗恩和理查德是同卵双胞胎，正因为如此，医生认为他们应该不会排斥对方的器官。附近医院的约瑟夫·默里医生（1919—2012）正在研究安全的移植方法，他和团队成员实施了将罗恩的肾移植到理查德身体里的手术。最终，这对双胞胎都恢复了健康。

肾脏是非常适合移植的器官。我们只需要一个肾就能够生存，因此完全可以将另一个捐献出来。不过，排斥反应依然是难以解决的问题。20世纪60年代，医生开发出一种新药，可以降低免疫系统攻击移植器官的可能性，这大大提高了移植手术的成功率。

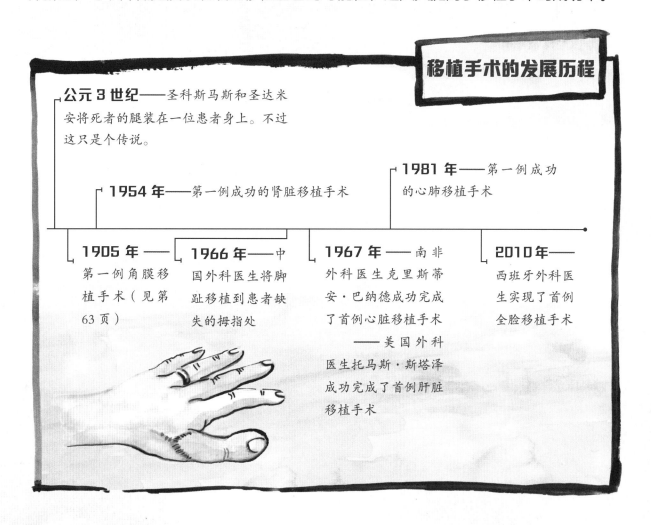

移植手术的发展历程

公元3世纪——圣科斯马斯和圣达米安将死者的腿装在一位患者身上。不过这只是个传说。

1981年——第一例成功的心肺移植手术

1954年——第一例成功的肾脏移植手术

1905年——第一例角膜移植手术（见第63页）

1966年——中国外科医生将脚趾移植到患者缺失的拇指处

1967年——南非外科医生克里斯蒂安·巴纳德成功完成了首例心脏移植手术

——美国外科医生托马斯·斯塔泽成功完成了首例肝脏移植手术

2010年——西班牙外科医生实现了首例全脸移植手术

微观奇迹

显微外科手术大大提升了移植手术的成功率，这项技术也被应用于脑部手术。20世纪60年代，微型针、细丝线和改进的显微镜相继问世，使得外科医生可以实施复杂精细的手术，显微外科手术也因此得到了发展。但是在手术过后，如何复通血管呢？当时的答案是让蚂蟥来吸血！如今，外科医生已经能够为患者重新接上手指、脚趾，甚至是在事故中缺失的肢体。

第七章

骨头、肌肉和恐怖的医院

骨头和肌肉属于人体的运动系统。在这一章中，我们将介绍它们的工作方式，以及医生治疗骨损伤和骨折的办法。

就像支撑高楼的大梁一样，骨架支撑着我们的身体，让我们保持直立。如果没有骨架，身体里的内脏就会全部掉在地上，而我们也只能终日躺在床上。骨头是由磷酸钙构成的，这是一种坚硬的矿物质，不容易断裂。骨头还能够保护器官，并在肌肉的牵动下让身体自由运动。

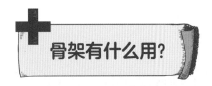

骨架有什么用？

骨头与骨头相连的地方叫作"关节"。当骨头朝不同的方向运动时，关节可以确保它们不会四分五裂、相互摩擦，或者发出尴尬的声音。结实的韧带增强了关节的牢固性。大部分关节中还含有一些液体，可以起到缓冲的作用。此外，富有弹性的软骨能够保护骨端。戳戳你的耳朵和鼻头，它们就是由软骨构成的。

骨骼可以维持身体直立，产生运动，当然，它的作用远不止于此。我们继续往下瞧……

快速了解人体骨骼

大多数成年人有 206 块骨头，每块骨头都有自己的工作要做。下面我们来认识一些重要的骨头。

1 **颅骨**包含 22 块骨头。它的作用是保护大脑免受重击。

2 **脊柱**含有 32 至 34 块骨头（椎骨），它们构成了脊椎。脊柱的"S"形状可以缓冲行走和跑步带来的冲击，还能维持头部水平。脊椎骨可以保护脊髓中的重要神经。

3 **胸廓**含有 24 根肋骨。每根肋骨都与一块椎骨相连接。因此，每次呼吸时，胸廓都会上提。胸廓还对心脏和肺部起到保护作用。

4 一只**手**有 27 块骨头。手部的骨头比身体其他部位的都要多。

5 **股骨**是人体最长的骨头。

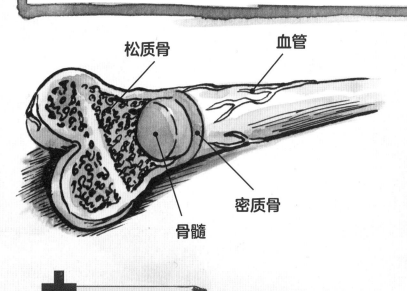

松质骨　血管

密质骨

骨髓

✚ 骨头的职责

我们的骨头可不是没用的摆设！在骨头内部，忙碌的骨细胞在不停地修复损伤，重新构建骨骼，以维持骨骼的强壮。成年人每年都会重建和替换 10% 的骨骼。较大骨头里的骨髓每天可以制造 25 亿个红细胞和多达 1000 亿个白细胞。

肌肉

　　此刻阅读这一页书的你，眼球正在肌肉的带动下来回移动。与此同时，你肠道附近的肌肉正在转移刚刚消化的食物，心肌也正在跳动。如果没有肌肉，你会怎么样呢？

　　人体主要有三种类型的肌肉。

　　·**骨骼肌**可以让我们的身体产生运动。大脑发出信号让骨骼肌动起来，骨骼肌拉动肌腱带动骨骼。骨骼肌也叫"随意肌"，因为它的运动可以由我们自己来控制。人体有大约 650 块*这样的肌肉。

　　·**平滑肌**是自主工作的，不受大脑控制。平滑肌可以将食物送进肠道。当我们感觉寒冷或者观看恐怖片时，小小的平滑肌会让皮肤上的汗毛竖起来。平滑肌擅长长时间或者有规律的收缩。

　　·**心肌**介于骨骼肌和平滑肌之间。它具有骨骼肌的力量和平滑肌的持久力。（翻至第 82 页，了解心脏如何工作）

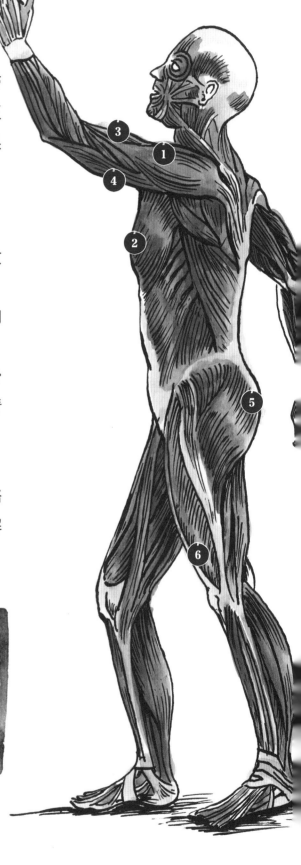

> ❶ 三角肌　　❹ 肱三头肌
>
> ❷ 胸肌　　　❺ 臀大肌
>
> ❸ 肱二头肌　❻ 股四头肌

★对于某些结构是否属于肌肉，专家的意见并不统一。

检查肌肉和肌腱

你有没有少一块肌肉？

1. 掌心向上，将拇指与无名指紧贴。

2. 上下挥动你的手，仔细观察手腕中部与手掌中部的连接处，看看那里有没有一条隆起的筋？可能你会看到两条筋，这是掌长肌。它通过长的肌腱将手掌与上臂骨骼连接起来——不过它并不是很重要。每7个人里就有1个人没有掌长肌！

锁住你的肌腱！

1. 用手摆出图中的姿势。除中指以外，其余手指必须与桌面接触。

2. 试着向上抬起无名指。量力而行哦！哎哟——根本做不到！这是因为无名指和中指用的是同一条肌腱，它无法同时朝不同的方向拉伸。

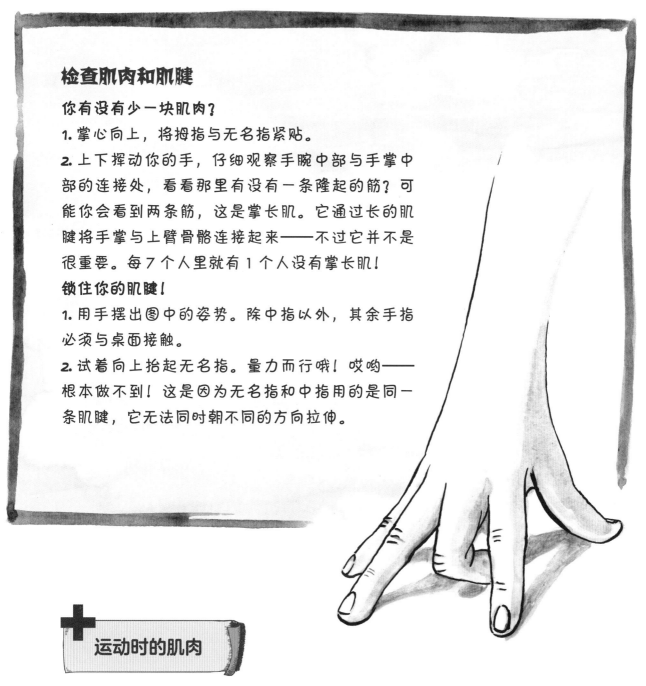

✚ 运动时的肌肉

当肌肉运动时，长长的蛋白质肌丝相互滑动，使肌肉收缩。所有肌肉都可以收缩和拉伸，但是不能主动推挤。因此，为了让骨骼能够运动，肌肉必须成对或者成组工作。一块肌肉朝一个方向拉伸，那么它的搭档肌肉就会朝相反的方向拉伸。不过，它们不能同时拉伸！

断裂的骨头

骨头断裂的方式有很多种，严重的骨折会引起出血和感染。这时，身体便会尝试自我修复：血液开始凝结，免疫系统出击消灭伤口处的细菌。特殊的骨细胞组成软骨，来填补骨头断裂处的缝隙。它们向这一"临时纽带"中添加矿物质，促使它长成新的骨头。

石器时代的人们就已经懂得，要想让骨头愈合，就必须将断裂的骨头摆在正确的位置，并用绷带包扎固定以免感染。但是，有一种骨折尤其危险——开放性骨折。在这种情况下，骨头会戳穿皮肤，伤口极容易感染。

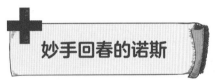

妙手回春的诺斯

1756 年 1 月一个寒冷的日子，珀西瓦尔·波特（1714—1788）在伦敦附近从马背上摔了下来，小腿开放性骨折。波特本人就是外科医生，他清楚自己的伤势很严重。他忍着巨大的痛苦，让仆人用门板和两根竿子做成一副担架，将他抬回了家。在波特家里，外科医生正准备为他截肢。这是他们处理这类骨折的唯一方法。

这时，年长的外科医生爱德华·诺斯来了。他建议将断裂的骨头挤压在一起并施以温和的压力来促进其愈合。这种做法见效了。这种治疗方法后来被称为"牵引术"，一直沿用至今。之后波特写了一本关于骨折的书，这件事成为他职业生涯上的重大突破。

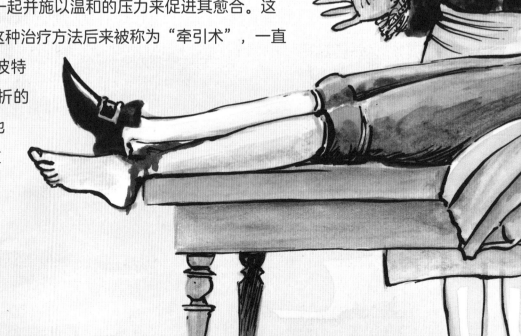

如何制作骨架

16世纪，研究解剖学的医生面临一个难题：如何将一具发霉的尸体做成一副可用于研究或展示的骨架呢？

·16世纪40年代，医生会将尸体放进有孔的箱子里。他们给尸体表面撒上具有腐蚀性的生石灰，将肉身溶解。然后，再把箱子放进溪水里，冲洗里面的骨头。整个过程需要几个星期。

·安德烈亚什·维萨里（见第14页）有一种更快的方法——用大锅煮尸体。但是，这样会让骨头变成褐色。

·到了18世纪，人们会将尸体放在水中自然腐烂。不过，外科医生约翰亨特（1728—1793）有一个主意：把尸体放进盛满蛆虫的浴缸里，蛆虫吃光了肉，自然会留下骨头！

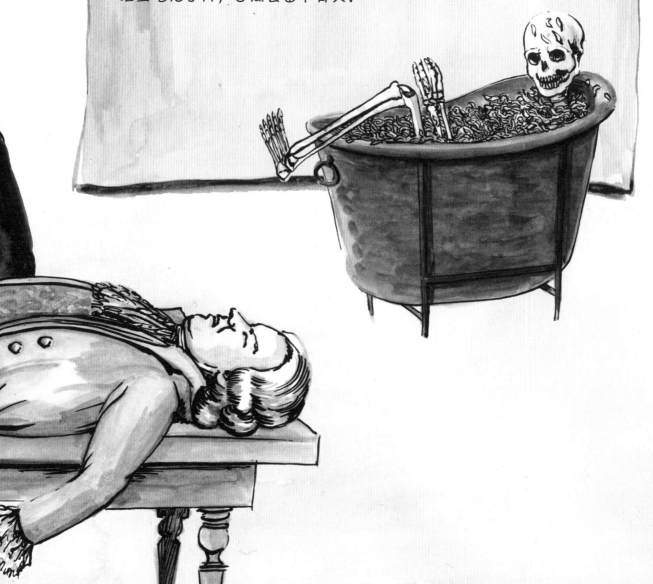

人造假肢

珀西瓦尔·波特是幸运的，至少他保住了自己的腿。可是，那些失去腿脚、胳膊或者双手的人又该怎么办呢？医生又能为他们做些什么呢？

假肢是一种用来替代我们原有肢体的医疗器械。古时候，它们虽然罕见，但并非不存在。大约1300年前，埃及一位女子的脚上就装了一个木制的大脚趾。古罗马将军默尔库什·瑟吉厄斯在战斗中失去右手后，便戴上了铁制的假手。在第二次布匿战争（公元前218—前201）期间，他将盾牌绑在铁手上，参加了更多的战斗。

中世纪时期，虽然有的骑士佩戴了金属的手，但是假肢仍不算常见。16世纪，安布鲁瓦兹·帕雷（1510—1590）发明了带合叶的假肢，能够方便人们的活动。不过从那以后，假肢的发展就变得很缓慢。这也不难理解：想想看，海盗用铁钩充当手，用木桩代替腿，当时穷人对假肢的要求也就只是这样了。

1861年以后，情况发生了变化。美国内战时期的士兵詹姆斯·汉格为自己做了一条新腿。让我们来看看当时的新闻报道。

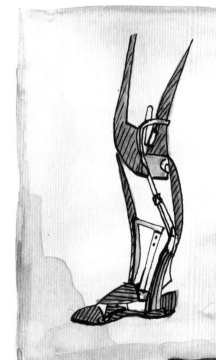

少年士兵制作新腿

19岁的詹姆斯·汉格在看守马厩时，腿部遭到枪击。他在干草堆里躲了几个小时，但最终还是被抓。他非常害怕就此丧命。詹姆斯说："转眼间，生命中最美好的希望似乎就要破灭了。"

被释放以后，詹姆斯将自己关在卧室里。家人以为他情绪低落，意志消沉。可事实上，这位年轻的工程师正在用旧木桶板和金属制作一条新腿。一天，当他走下楼梯时，全家人都大吃一惊。

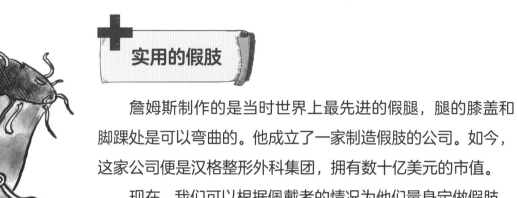

✚ 实用的假肢

詹姆斯制作的是当时世界上最先进的假腿，腿的膝盖和脚踝处是可以弯曲的。他成立了一家制造假肢的公司。如今，这家公司便是汉格整形外科集团，拥有数十亿美元的市值。

现在，我们可以根据佩戴者的情况为他们量身定做假肢。随着电子技术的发展，人们能够通过神经信号来控制假肢的运动。失去双腿的人戴上由高强度材料（例如碳纤维）制成的轻质假腿，甚至可以像正常人一样快速奔跑。

16 世纪，安布鲁瓦兹·帕雷设计的假肢

古代木制的大脚趾

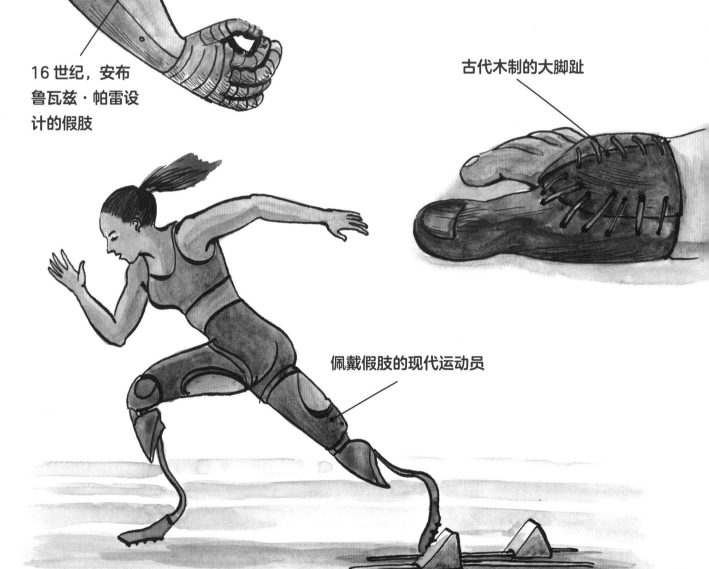

佩戴假肢的现代运动员

恐怖的医院

如今，骨折或者失去腿脚的人可以在医院接受治疗，并得到最好的护理。但是，医院并非一直具备这么好的条件。

在医院出现以前，人们通常去寺庙寻求救治。古希腊人和古罗马人会在庙里过夜，希望医神阿斯克勒庇俄斯能够在梦中显灵，为他们提供治疗建议。受过训练的祭司会为他们解释梦的含义。

我们列出了人们在寺庙中尝试过的几种治疗方法。有的看似很有道理，有的却非常荒谬！

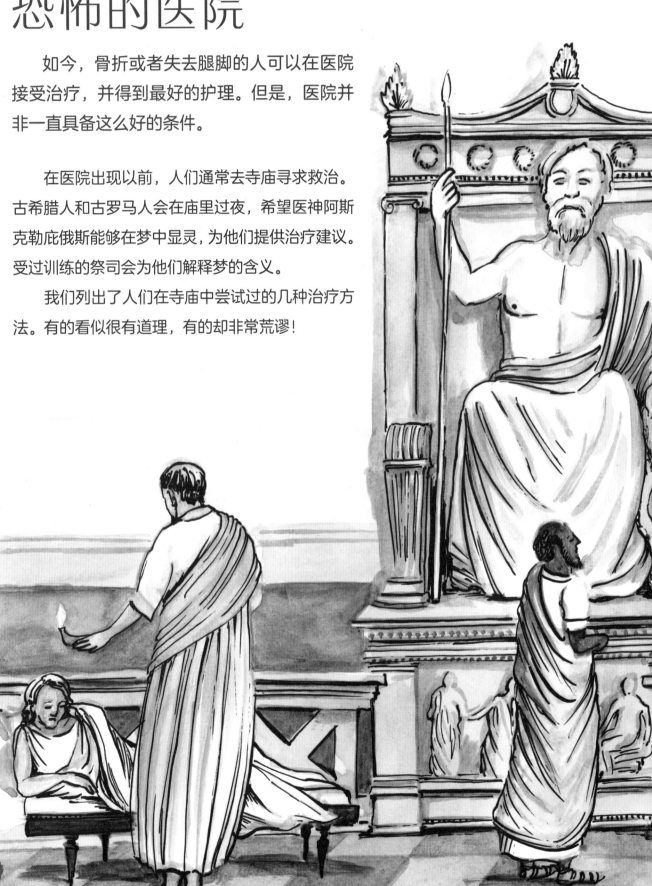

阿斯克勒庇俄斯寺庙的建议

1. 在寺庙的活动场地锻炼身体。
2. 多吃水果和蔬菜。
3. 勤洗澡。
4. 让狗或者蛇舔舐自己。
5. 向神献上一只公绵羊。你也可以向寺庙捐赠一个代表你身体疼痛部位的银制模型。

事实真相

1. 有的庙里到处都是蛇。它们是康复的象征。
2. 康复者的名字会被写在寺庙的布告板上，让人们知道。据说为了不影响声誉，祭司会把死者的尸体藏起来！

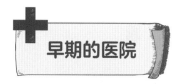

早期的医院

欧洲的第一批不是寺庙的医院，是为古罗马士兵或角斗士建造的。这些机构提供基本的护理，还设有厨房和浴室。到了 8 世纪，中东已经有了正常运营的公共医院，例如开罗的卡拉乌恩医院。那里可以收治多达 4000 名患者，配备了专科和外科医生，并为新医生提供培训。

中世纪时期的欧洲医院条件很差。这些医院的经营方不是训练有素的医生，而是教会的人。有的医院员工为了不耽误做礼拜，甚至会驱赶病人！久而久之，医院变得疏于管理，人满为患。到了 18 世纪，巴黎主宫医院竟然出现五个人共用一张病床的情况。有的病人甚至睡在四柱床上方的嵌板上！医院又脏又乱，护士们常常喝得醉醺醺的。护理工作简直不能更糟了。

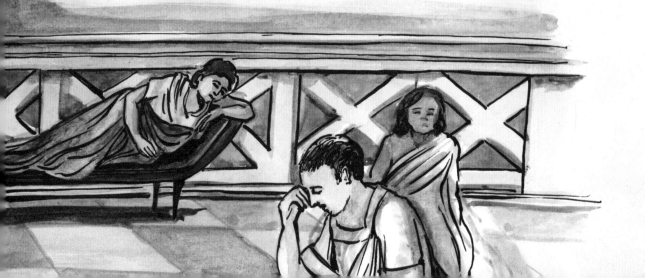

好护士，差护士

　　生活在 7 世纪的鲁法达·阿尔－阿斯拉米娅称得上是早期最优秀的护士之一。她的父亲是阿拉伯麦地那的一名医生，她的医术也是从父亲那里学到的。她支持阿拉伯征战，并且培训护士去照顾受伤的士兵。

　　同一时期的欧洲护士大都是教会医院的修女，还有一些是乡村的治疗师。有的治疗师用法术和符咒治病，结果被教会误当作女巫。在 16 世纪 80 年代的德国，她们中的一些人甚至被活活烧死。

　　到了英国维多利亚时代，最糟糕的护士往往无知而且不注意卫生环境。这一切的改变多亏了弗洛伦斯·南丁格尔（1820—1910）。1855 年，弗洛伦斯带领一群护士奔赴俄罗斯，照顾在克里米亚战争中负伤的士兵。玛丽·西克尔（1805—1881）跟着母亲学会了护理，她提出要去帮助弗洛伦斯，却没有获得批准。于是，玛丽只得孤身一人前往俄国。途中，她拜访了弗洛伦斯负责护理工作的医院。玛丽需要一个住处……

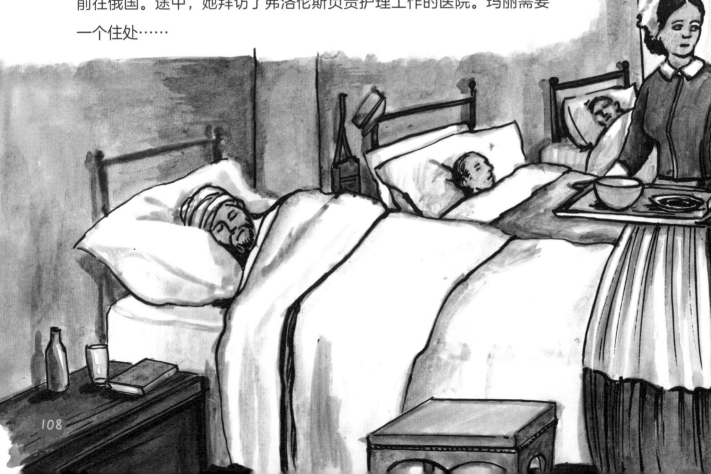

时间：1855年9月，傍晚
地点：伊斯坦布尔的斯库塔里医院，南丁格尔小姐的办公室

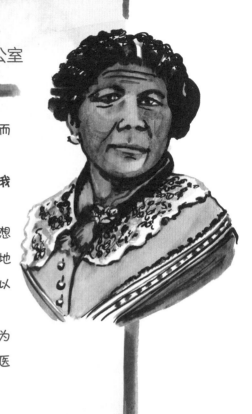

弗洛伦斯坐在办公桌前。她身穿黑色的连衣裙，看上去瘦小而坚定。她正用脚轻叩着地板。

"请问您有什么事吗，西克尔夫人？"她轻声问道，"如果我能办得到，我很乐意效劳。"

玛丽身材高大，皮肤黝黑，眼神中透着善意。她非常紧张，想起自己在伦敦遭到过拒绝，不知道这次会不会又被赶走。她轻轻地问弗洛伦斯是否可以在医院过夜，照顾受伤的士兵。这是她一直以来向往的工作。

玛丽获准留了下来，第二天动身前往俄罗斯。在那里，她因为抢救和护理伤员被大家熟知。弗洛伦斯·南丁格尔也因为改善了医院的卫生状况和培训护士而名声大噪。

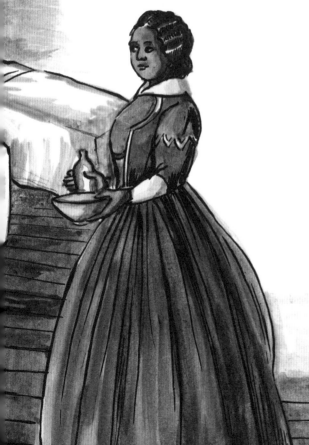

战争结束后，弗洛伦斯病倒了。她在家里待了52年，但这丝毫没有影响她为医学做出贡献。她写了一本护理方面的畅销书，还成立了一所护士学校。多亏了她的努力，肮脏破旧的医院逐渐变得干净整洁，并且交由严格的护士进行管理，制定了诸如"工作时禁止交谈"的规矩。在此之前病人往往一连卧床几个星期，很容易患上褥疮溃疡。如今，病人们被鼓励下床活动，大大降低了褥疮的发病率。而且，他们也被允许聊天！

第八章

变化的身体

我们都是从孩子长大成人，再慢慢走向衰老的。在这一章我们将要了解到，医生在面对不同人生阶段的患者时会如何实施救治。

我们是由爸爸的精子和妈妈的卵细胞结合而来的。几千万个精子摆动着尾巴游向卵细胞。这就好比我们在没有手的情况下，仅凭一条蝌蚪的尾巴，以世界纪录的速度游过 11 千米或者 1375 个奥运泳池赛道。而最终，只有一个精子能成功进入卵细胞。*

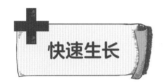

快速生长

受精卵开始分裂，并在妈妈子宫里的一侧生长起来。现在，它叫作胚胎。在最初的几周里，胚胎细胞每 2 天就会增加 1 倍。如果我们一直以这样的速度生长，那么 13 天后就会比珠穆朗玛峰还要高。再过 5 天，我们的脑袋就可以伸进外太空了！

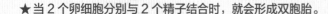

★当 2 个卵细胞分别与 2 个精子结合时，就会形成双胞胎。

在子宫里生长

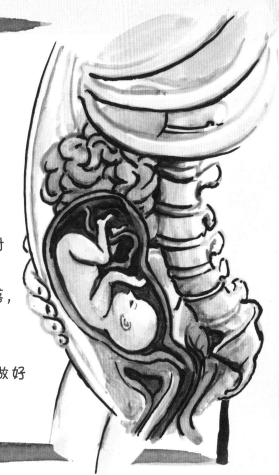

3 周——胚胎有条尾巴，看上去就像一只蝌蚪。

5 周——胚胎的心脏开始跳动。

8 周——从现在起，我们应该称它为"胎儿"。它长出了面孔，有紧闭的眼睛、嘴巴和舌头，体内器官正在形成。

12 周——胎儿能够皱眉头并且活动四肢。此时我们可以分辨它是男孩还是女孩。

24 周——胎儿有了毛发和指甲。毛发之后会脱落，要不然婴儿出生时就会像黑猩猩一样。

27 周——胎儿开始睁开眼睛，吸吮拇指。

38 周——胎儿体表覆盖了一层脂肪，它已经做好出生的准备。欢迎来到这个世界！

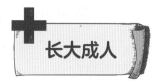

✚ 长大成人

人类的婴儿相当脆弱，不过，他们拥有巨大的潜能。在最初的 12 个月里，婴儿会增加 2 倍的体重，并且开始说话。在接下来的 20 年里，婴儿从孩子成长为青少年，然后再到成人，其间他们会掌握自己所需的一切知识。在成长过程中，他们的外表也在不断变化。例如，婴儿的面部脂肪组织较多，所以脸会显得肉嘟嘟的。到了儿童时期，这些脂肪会逐渐减少，他们的脸看起来就更瘦。婴儿的头大约占了身长的四分之一，而青少年的头只有身高的七分之一。

成年以后，我们会停止生长发育。事实上人到中年以后，大脑和肾脏会随着细胞的死亡慢慢萎缩。到了 30 岁，我们甚至无法像小时候那样听到高频率的声音。我们眼睛里的晶状体会变厚，或许还要戴上眼镜才能看清很小的字。到了 60 岁，成年人就开始步入老年（详细内容请翻至第 120 页）。

分娩之痛

在英国维多利亚时代以前，生孩子对于母亲和婴儿来说都是极其危险的事。下面我们就来看一看，助产士和药物如何帮助女性渡过分娩的难关。

在 20 世纪初以前，助产士都没有接受过培训。孕妇在分娩之后极容易出现感染，许多母亲和婴儿因此而丧命（还记得我们在第 30 页提到的塞麦尔维斯吗？他就是在努力阻止这种事情发生）。当时的医生没有止痛药。在 18 世纪，生产中的孕妇为了暂时忘记痛苦，便会烤制风味苹果蛋糕，这种蛋糕被称为"呻吟蛋糕"。呻吟中的孕妇们可能不太想吃东西，但是其他人可以享用这些蛋糕！

16 世纪，英国外科医生彼得·张伯伦（1560—1631）发明了产钳。医生可以用它将婴儿移动到头朝下的安全位置进行分娩。张伯伦一家都是外科医生，150 年来他们一直保守产钳的秘密。孕妇在生产时会被蒙住眼睛，因此看不到这个神秘的工具。

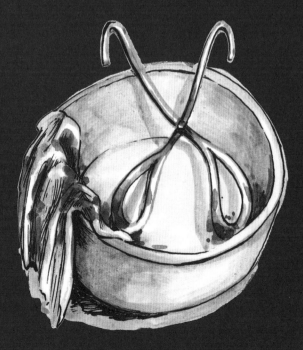

非洲草药

如果产钳也不能帮助孕妇顺利分娩的话，那么唯一的选择就只有剖宫产了。剖宫产是一种切开孕妇身体取出胎儿的手术。在那时的欧洲，这种手术往往是致命的，除非孕妇已经死亡，否则外科医生不敢轻易尝试。在同一时期的非洲，医生却可以安全地实施剖宫产。和欧洲人不同，他们会使用复方草药来消灭病菌，促进愈合。

1826 年的一个雨夜，一名欧洲军医面临艰难的选择。他必须为一名孕妇实施剖宫产，否则母亲和胎儿都会没命。让我们来看看当时发生了什么……

时间：1826年7月26日，夜间
地点：南非开普敦，蒙尼克家

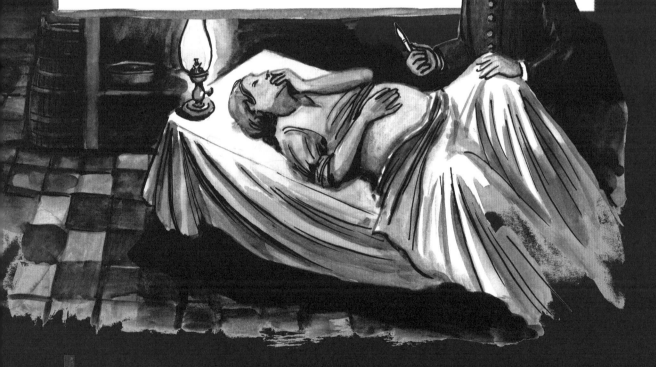

挺着大肚子的威廉明娜·蒙尼克正痛苦地呻吟着。在女仆的搀扶下，她忍着剧痛缓缓走向厨房，那里是最适合动手术的地方。雨点拍打在窗户上。桌子上铺着一张白床单，炉子上正烧着热水，医生借着昏暗的油灯检查了手术器具。他身材矮小，但神色坚毅。他穿着自己最好的正装，因为他是在宴会中途被叫走的。这个手术是存在风险的，如果他不小心失误，威廉明娜和她的孩子都会丧命。

✚ 神秘的医生

威廉明娜和她的儿子平安挺过了手术。救人的英雄正是这位医生，他名叫詹姆斯·巴里。不过，他并不是真正的"他"。巴里医生是女扮男装（还记得我们在第7页提到过她吗？）。她谢绝收取任何费用，并且和这家人成了朋友。如今，剖宫产手术十分普遍，分娩也通常很安全，大多数孕妇可以通过麻醉气体或者脊椎麻醉针来减轻疼痛。

什么是基因

就像计算机根据程序执行命令一样，人体也是在一种名叫基因的化学代码的指导下运转的。下面我们就来认识一下这些神秘的代码。

每个基因都会命令细胞制造特定的蛋白质。*为什么偏偏是蛋白质呢？因为我们的身体大都是由蛋白质构成的。它们起着至关重要的作用——例如，帮助消化的酶就是一种蛋白质。我们体内大约有 30000 个基因。

基因储存在染色体中，它存在于每个细胞的细胞核里。每个人有 23 对染色体，每对染色体中，一条来自父亲，另一条来自母亲。每条染色体都含有一种叫做 DNA 的分子。**

DNA 看起来就像一把被愤怒的巨人扭成螺旋状的梯子。这个梯子的每一个梯级都是由成对的化学物质组成的，它要么是腺嘌呤和胸腺嘧啶的配对，要么是胞嘧啶和鸟嘌呤的配对。这些化学物质在 DNA 中的排列顺序决定了细胞制造什么样的蛋白质。DNA 中大约含有 30 亿个这样的配对组合！

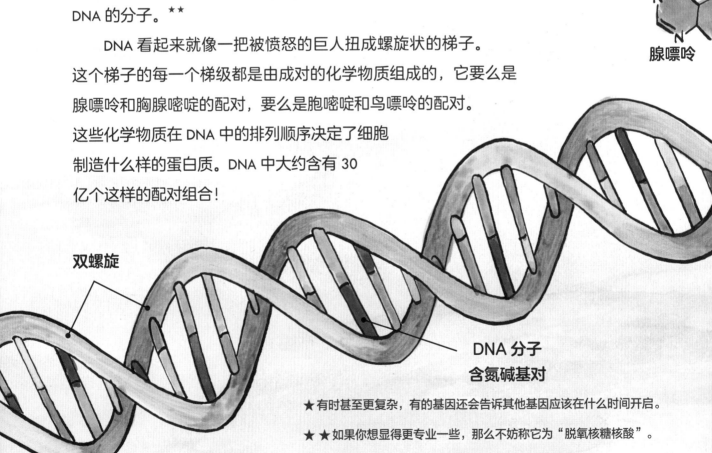

胞嘧啶

鸟嘌呤

腺嘌呤

双螺旋

DNA 分子
含氮碱基对

★ 有时甚至更复杂，有的基因还会告诉其他基因应该在什么时间开启。

★ ★ 如果你想显得更专业一些，那么不妨称它为"脱氧核糖核酸"。

由于染色体是成对出现的，因此我们身体的每一处细节都是由两套基因来控制的。如果这两套基因不一致怎么办呢？在这种情况下，通常是由较为强势的基因说了算——它叫作"显性基因"。相对的，另一个低调一些的基因就是"隐性基因"。例如，决定棕色眼睛的基因是显性基因，蓝色眼睛则是隐性基因。因此，只有当这一对基因都是蓝色的隐性基因时，人才会长出蓝色眼睛。

你的大拇指能向后弯曲吗？这是由隐性基因控制的。如果你有这种基因，那么你的父母或者两边的祖父母也有类似的基因。

胸腺嘧啶
N
NH₂

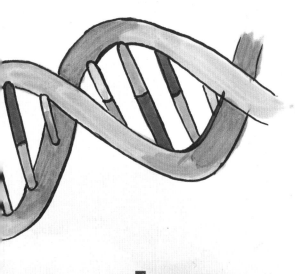

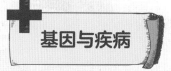

基因与疾病

每当细胞分裂，染色体就会被复制。遗憾的是，就像小孩子互相抄作业一样，这一过程难免会混进一些错误。我们将这些错误称为变异，它们可能导致疾病。辐射也会破坏 DNA 并且引起变异，有害的变异可能会遗传给后代，或者引发癌症等疾病。

基因的发现

血友病是一种血液无法正常凝固的疾病。1000 年，阿拉伯医生阿布·阿尔－宰赫拉威（936—1013）宣称这是一种家族性的疾病。他说得没错。但是，在认识基因以前，医生对这类遗传性疾病几乎无能为力。

众所周知，孩子和自己的父母长得很像。自从人类开始饲养家禽家畜，就懂得如何繁育出具有某些特征的动物。那么，这背后的原理究竟是什么呢？

亚里士多德（见第 74 页）认为，孩子的特征是由父母的体液决定的。古印度的作家同意他的观点，但同时表示母亲在怀孕期间的饮食也很重要。在 19 世纪以前，很多人以为精子或者卵细胞里藏着一个小人，它将来会长成胎儿（如果真是这样，孩子怎么会**既像父亲又像母亲**呢？）。

✚ 豌豆里的证据

19 世纪 60 年代，修道士格雷戈尔·孟德尔（1822—1884）种植了大量豌豆。在培育了成千上万棵植株后，他证实黄色豌豆是显性的，绿色豌豆是隐性的。为了得出这一结论，他足足数了 7 年的豌豆——听上去就像是世界上最恐怖的家庭作业！孟德尔猜测，肯定有什么东西在控制这个过程。这个关键的东西其实就是基因。

基因的发现历程

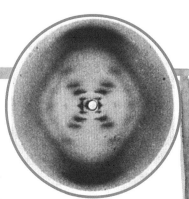

1868 年——弗里德里希·米舍尔用显微镜在绷带上的脓液中观察到了DNA。他认为DNA携带基因，但是当时还无法证明。

1952 年——罗莎琳德·富兰克林和雷·戈斯林利用X射线生成了DNA的图像。直至此时，科学家才终于看清了它的形状。

1952 年，DNA 双螺旋结构的 X 射线图像

1943 年——奥斯瓦尔德·埃弗里及其同事发现DNA能够让细菌产生变化。他们认为，DNA肯定携带着基因密码。

1953 年 —— 詹姆斯·沃森和弗朗西斯·克里克根据X射线图像和其他线索建立了DNA的模型。

1977 年——科学家利用DNA测序技术寻找病毒的DNA碱基对。

1990 年—2003 年——科学家利用DNA测序技术寻找人类的碱基对。

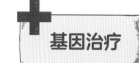

基因治疗

20 世纪 90 年代，科学家已经能够将 DNA 导入细胞内部了。随着对各个基因作用的深入了解，他们开始将基因导入某些身体部位，这种方法叫作"基因治疗"。医生将健康的基因导入患者基因受损的细胞里，或者移除含有受损基因的细胞，然后在实验室里修复其中的基因。科学家培育健康的新细胞，并将它们注入患者的体内。2021 年，科学家正在尝试用基因治疗攻克血友病。不过，操控人体自身的遗传密码是件非常困难的事。因此，科学家仍在继续寻找将来我们能够利用这类疗法的途径。

抗击癌症

　　癌症是由于异常细胞繁殖并失去控制造成的，这些细胞会在体内扩散。如今，许多癌症患者能够存活下来，除了离不开医生的努力，还应该感谢一位身患重病的女子。

　　尽管大多数基因变异（见第 115 页）是无害的，但是某些基因的突变是会引发癌症的。这些突变往往是由于基因的复制错误、辐射或者有害化学物质导致的。

研究癌症

　　如今，从事癌症研究的科学家大都受益于一位女子的帮助。她名叫亨丽埃塔·莱克斯，喜欢跳舞和漂亮衣服，还有 5 个孩子。1951 年，她因为癌症去世，享年 31 岁。当时，医生没有征得她和她家人的同意，就将她的癌细胞用于科学研究。让我们来看看当年的实验笔记。

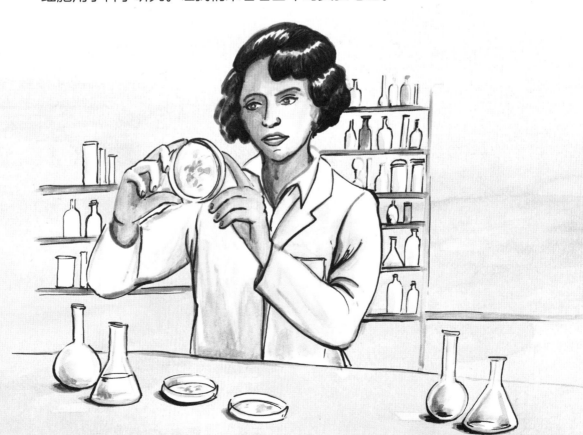

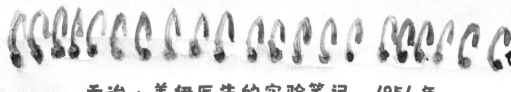

乔治·盖伊医生的实验笔记，1951 年

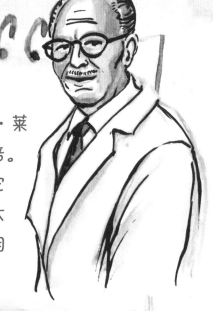

我的助手玛丽·库比切克一直在培育从亨丽埃塔·莱克斯身上提取的癌细胞。它们每24个小时就会增长1倍。我们从来没有见过生长如此之快的癌细胞！而且，它们不会像我们培育过的其他癌细胞那样死亡。真是太不可思议了！我准备将这些细胞分享给其他科学家用作研究。

亨丽埃塔的癌细胞至今仍然活着，它们流传甚广，仿若永生。它们还为许多科学发现提供了帮助，其中就包括 2020 年的新冠疫苗。它们甚至被带进了外太空（在零重力环境下，它们的繁殖速度更快）。如今，开展这类研究必须征求患者的同意，亨丽埃塔·莱克斯因为在医学方面的贡献而获得了褒奖。

✚ 治疗癌症

在 1 世纪，罗马作家塞尔苏斯建议通过手术来切除癌细胞。由于没有止痛和杀菌的药物，盖伦断定这样做很危险。几个世纪以来，医生拿癌症束手无策。到了 20 世纪，癌症手术的危险性虽然有所降低，但它仍然会给患者带来伤害。通常，外科医生会将含有癌细胞的部位彻底切除。例如，如果病人患有结肠癌，那么就会被摘除整个大肠。

如今，磁共振成像仪（见第 19 页）和内窥镜（用来观察身体内部的摄像头）可以在癌症扩散之前将它筛查出来。外科医生会尽量避免切除整个器官，他们会采用放射线或者有毒的化学物质来杀死癌细胞，但这也同样会伤害健康的细胞。放疗或者化疗会导致患者脱发，甚至带来其他副作用。不过为了消灭癌细胞，忍受这些副作用往往是值得的。

科学家仍然在想尽一切办法战胜癌症，其中就包括研发新药，寻找增强免疫系统的方法来消灭癌细胞。不过，预防才是最好的治疗方法。医生会建议人们锻炼身体，健康饮食。健康的生活方式可以降低患上癌症的风险。

延缓衰老

人人都会变老。你知道衰老是如何产生的吗？医学又有什么办法可以延缓衰老呢？

衰老是由细胞死亡引起的。许多细胞只能进行大约 50 次的分裂。时间长了，变异就会增加并且损伤细胞。身体在利用氧气和糖制造能量的过程中，会释放一种有害物质——自由基，它的危害性更大。

细胞的死亡会使身体各个部位走向衰弱。例如，当控制发色的细胞慢慢消亡时，头发就会开始变白。嗅觉和听觉逐渐退化，记忆力下降。免疫系统也无法抵御感染。此外，身体更容易患上老龄化的疾病，比如引发关节疼痛的关节炎。

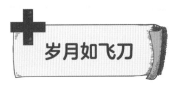

岁月如飞刀

随着年龄的增长，我们的外观也会发生明显变化。例如，在重力作用下，耳朵和鼻子会下垂。等我们老了以后，耳朵和鼻子看起来会比以前大得多。晒伤会破坏维持皮肤弹性的蛋白质纤维，皮肤会出现松弛和皱纹。阳光中强烈的紫外线还会损伤皮肤细胞的 DNA，增加患上皮肤癌的风险——因此，涂抹防晒霜是明智之举！

世界各地的老年人都在努力让自己显得更年轻。我们来看看历史上真实存在过的一些"抗衰老措施"——不过它们大多没什么作用。

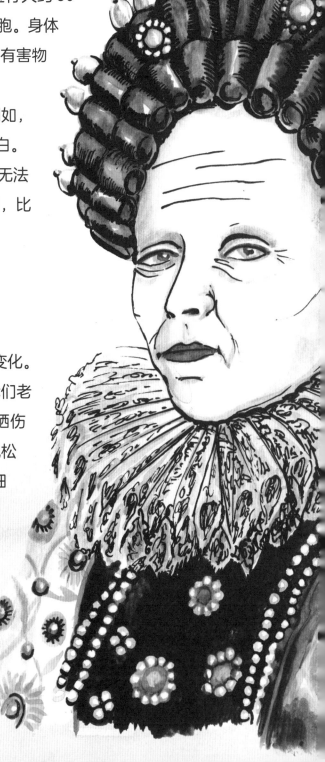

抗衰老的方法

防止脱发和白发

古埃及人将乳香树树脂与辣木和蜂蜡混合在一起，涂抹在头上。他们还将它涂在木乃伊身上，希望它们在另一个世界里也漂漂亮亮的。

保持肌肤年轻化

为了让皮肤年轻美丽，16 世纪的女性甚至包括伊丽莎白一世女王，会往脸上涂抹铅白。

延缓衰老

在古代的印度和中国，人们会服用一些神奇的草药（例如人参）或者通过冥想来延缓衰老。

在 20 世纪，俄罗斯科学家埃利·梅奇尼科夫认为，肠道中的毒素会致人衰老。他给出的建议是喝酸奶。

20 世纪 30 年代，瑞士医生保罗·尼汉斯给患者臀部注射从绵羊胚胎中提取的细胞，据说这样可以治疗癌症或者延缓衰老。

警告！

铅白是有毒的，它只会增加皮肤的皱纹！

给屁股注射绵羊细胞也真的不是个好主意。

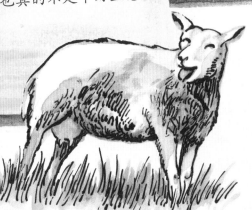

延年益寿的新方法

医生和科学家仍然在抗击衰老的道路上努力探索。让我们看看他们都取得了哪些新进展，未来又会发生怎样的变化。

方法 1 —— 健康长寿

对于上了年纪的人，医生能给出的最好建议就是保持健康的生活习惯。这样虽然不能阻止衰老，但是可以延缓它的进程。我们鼓励老年人通过适当运动来强化萎缩的肌肉。另外，拼图和游戏等健脑活动可以锻炼大脑机能，健康的饮食也有助于保持健康的身体。

方法 2 —— 以旧换新

干细胞疗法是一种让老化或患病的身体组织再生的治疗手段。干细胞能够不断分裂，而且不会像普通细胞那样大量死亡。胚胎中的干细胞可以制造各种类型的细胞，但成人和儿童的干细胞只能修复它所在的身体组织。

自 20 世纪 90 年代以来，医生已经能够用干细胞来替换患病的骨髓。这些细胞通常是从患者或者捐赠人的骨髓或血液中提取出来的。医生们将干细胞输进患者的血管，让它们继续制造健康的骨髓。

医生们希望将来能用干细胞培育各种器官。也许它还能让我们重新长出牙齿和头发。想象一下，说不定等你爷爷 150 岁生日的时候，你可以送他一口新牙和一头新发！

方法 3 —— 成为生化电子人

生化电子人的一半是人，另一半是机器。这听上去就像是科幻小说，但它的确真实存在！如今，我们已经可以用机器来取代人体部位。将来，老年人也可以用人造器官来重新组装身体。搞不好哪一天你会有一个机器奶奶！她会是什么样子呢？

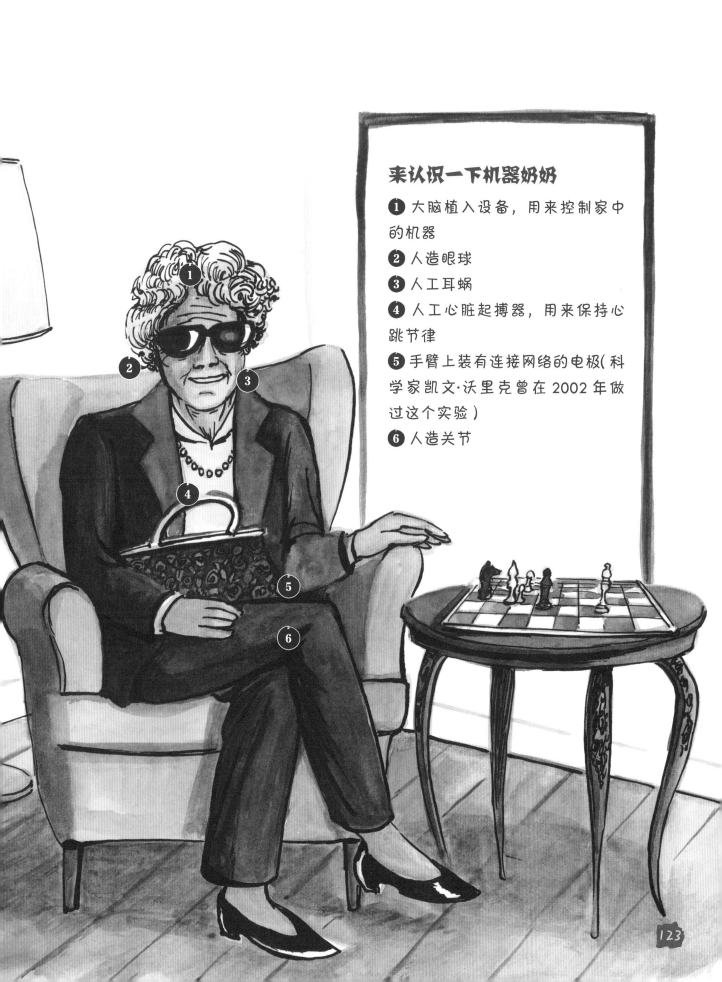

来认识一下机器奶奶

1 大脑植入设备，用来控制家中的机器

2 人造眼球

3 人工耳蜗

4 人工心脏起搏器，用来保持心跳节律

5 手臂上装有连接网络的电极(科学家凯文·沃里克曾在 2002 年做过这个实验)

6 人造关节

写在最后

可以肯定的是，将来的医生会继续治病救人，并且找到一些新的治疗方法。虽然世界上还有很多不治之症，但是我们对于攻克这些疾病仍然满怀希望。

随着人类对太空的不断探索，太空医学在未来一定会派上用场。零重力环境会削弱关节和肌肉的力量，放射线会破坏细胞的 DNA。除了解决这些问题，太空医学还要找到一种方法，帮助人们在睡眠中度过漫长的太空旅行。也许，未来的宇航员会化身为生化电子人来应对险恶的太空环境？也许，护理他们的都是机器医生？没有人知道未来会发生什么。既然如此，我们不妨聊聊过去吧。聊聊我们已经知道的事情！

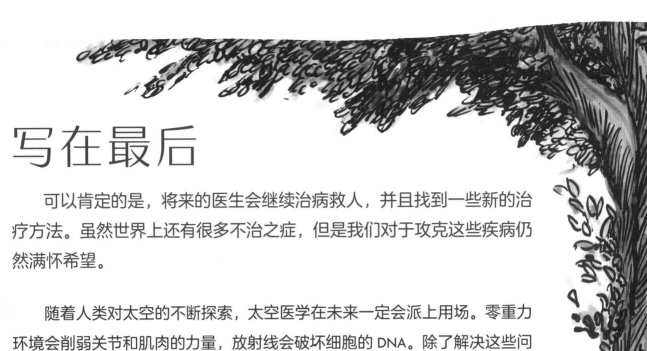

回到 2000 年前

在希腊的一座小岛上，一位满脸胡子的老人坐在树下，教导医生不要伤害病人。没错，他就是希波克拉底。他的教诲经受住了时间的考验。如今，每位医生都承诺会关爱病人，而且几乎所有人都遵守了这一誓言。

纵观整个医学的发展历程，当中不乏谬误与伤害，残忍与胆识。不过话说回来，我们还能指望些什么呢？医生也是人，是人就会犯错。重要的是，他们改正了错误。因为医生不希望伤害病人，所以总是在不断纠正错误的思想和方法。

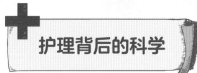

护理背后的科学

照顾病人和纠正错误只是我们故事的一部分。另一个关键部分就是科学。假设我们身处一个毫无科学可言的世界里，现在我们需要去看医生，由于缺少病菌和基因的相关知识，也没有前面谈到的各种医学成就，医生很可能一面翻着盖伦那些发霉的著作，一面向我们推荐符咒。

感谢"不要伤害"的理念和科学的进步，现代医学才成了如今这样一门充满关爱的学科，并且还将不断发展下去。

各个时代的医生

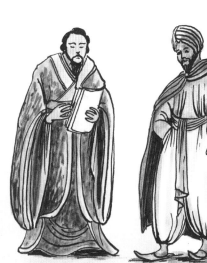
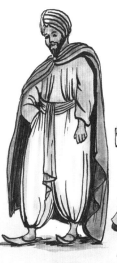
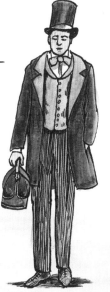
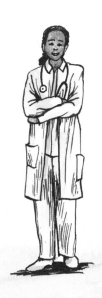

1500 年前——
古代印度和中国的医生

1000 年前——
阿拉伯医生

500 年前——
古代的欧洲医生

100 年前——
英国维多利亚时代的医生

2020 年——
如今的医生

125

索引

ATP（三磷酸腺苷）83

DNA 114, 115, 117

GP（全科医生）6

MRI（磁共振成像仪）
19, 79, 119

X 射线 18~19,21,38,117

阿司匹林 73

阿兹特克人 48

癌症 115,118~119,121

疤痕 34,40

白喉 36

白内障 60~61

白细胞 23,40,99

百浪多息 37,39

斑疹伤寒 25

膀胱 65,93~94

表皮 40~42

病毒 21,23,26,34~35,
45,117

病菌 22~23,28~30,
35~36,39,44,112,125

肠线 48

超声波 19

除颤仪 84~85

传染病 26

创可贴 48~49

垂体 69

大流行病 26

胆汁 24,89,93

蛋白质 22,42,88,92~93,
101,114,120

动脉 13,20,82

痘痘 44

毒性 25,29,35

额叶切除术 79

发热 22,35

反射 70~71

肺结核（TB）35,39

分娩 112~113

粪便 30,44,92

缝合线 49

干细胞疗法 122

高压灭菌器 32

股骨 99

骨骼 98~101

骨折 32,98,102~103,106

关节 98,120,123~124

汗腺 41

黑色素 41

黑死病 26

护士 29,34,81,107~109

会厌 88

昏睡病 23

肌腱 100~101

基因 114~118,125

激素 69,93

脊椎 99

假肢 104~105

角蛋白 42

角膜 62,97

解剖
12~15,20,32,66,103

精神疾病 80~81

精子 110,116

静脉 13,20

开处方 7

抗生素 39,47

磷酸钙 98

流感 23,26

颅骨穿孔术 72

氯仿气体 32

麻风病 46~47

麻疹 45

脉搏 16~17

梅毒 36

酶 88, 89, 91, 114

霉菌 38~39

美洲原住民 24,48

免疫力 23,26

脑电图仪 79

内窥镜 19,79,119

黏液 24

疟疾 23

胚胎 110~111,121~122

皮下层 41

皮脂腺 41

破伤风 36

剖宫产 112~113

青霉素 38~39

氰化物 44

染色体 114~115

人工耳蜗 67,123

韧带 98

软骨 98

撒尔佛散 36

伤寒 39

神经末梢 41

神经系统 12

生化电子人 123~124

石蜡 53

石炭酸 32~33

食管 88~89

食物中毒 23

输血 50

水银 44,65

炭疽病 31

糖尿病 94

天花 34~35,45

铁肺 87

听诊器 16

痛风 25

透析 95

唾液 58,88

维生素 92~93

味觉 56,58~59

胃蛋白酶 91

胃酸 88~91

温度计 17

瘟疫 23

巫医 24

膝跳反射 71

下丘脑 69

纤维蛋白原 40

显微镜
8~9,20~21,30,79,97,117

显微外科手术 97

小肠绒毛 89

心电感应 79

新型冠状病毒肺炎
23,26,35,119

胸廓 99

休克 50

血压 16,93

血友病 116~117

炎症 22,44,72~73

眼底镜 17

洋地黄 25

疫苗 34~35,118

瘀伤 40,46

预后 7

原生生物 23,30

真皮层 41

止痛药 28,61,112

止血带 50~51

指纹 42

助产士 112

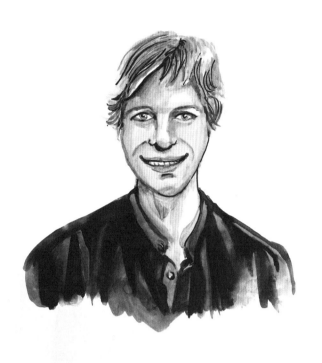

尼克·阿诺德

  尼克是医生之子，最初在一家医院工作，他负责保管大脑。辞去医生一职后，尼克创作了畅销丛书《可怕的科学》（*Horrible Science*）。如今他将全部时间用于写作——做比萨饼和奇怪实验的时候除外。

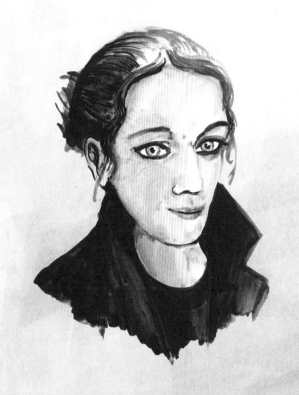

斯蒂芬·冯·莱斯维茨

  小时候，斯蒂芬不知道自己想当艺术家还是科学家。如今，她喜欢为一些奇闻轶事创作插图，特别是内容有趣的故事。闲暇时，她会在林间漫步，在书店中徜徉。

图书在版编目（CIP）数据

可怕的医学 / （英）尼克·阿诺德，（英）斯蒂芬·冯·莱斯维茨著；雍寅译 . — 长沙：湖南科学技术出版社，2023.6

书名原文：do no harm: a painful history of medicine

ISBN 978-7-5710-1891-7

Ⅰ.①可… Ⅱ.①尼… ②斯… ③雍… Ⅲ.①医学史 – 世界 – 儿童读物 Ⅳ.①R-091

中国版本图书馆CIP数据核字（2022）第212976号

Originally published in 2021 by Welbeck Children's Books

Text © Nick Arnold 2021

Illustrations © Stephanie von Reiswitz 2021

Simplified Chinese rights arranged through CA-LINK International LLC

著作权合同登记号：18-2023-069

KEPA DE YIXUE

可怕的医学

著　者：[英]尼克·阿诺德　[英]斯蒂芬·冯·莱斯维茨
译　者：雍　寅
出 版 人：潘晓山
责任编辑：谢俊木子　李　叶　谷雨芹
责任美编：刘　谊
出版发行：湖南科学技术出版社
社　　址：长沙市芙蓉中路一段 416 号泊富国际金融中心
网　　址：http://www.hnstp.com

湖南科学技术出版社天猫旗舰店网址：
　　　　 http://hnkjcbs.tmall.com

邮购联系：0731-84375808
印　　刷：长沙超峰印刷有限公司
　　　　 （印装质量问题请直接与本厂联系）
厂　　址：宁乡市金洲新区泉洲北路 100 号
邮　　编：410600
版　　次：2023 年 6 月第 1 版
印　　次：2023 年 6 月第 1 次印刷
开　　本：880 mm×1230 mm　1/16
印　　张：8.75
字　　数：130 千字
书　　号：ISBN 978-7-5710-1891-7
定　　价：98.00 元

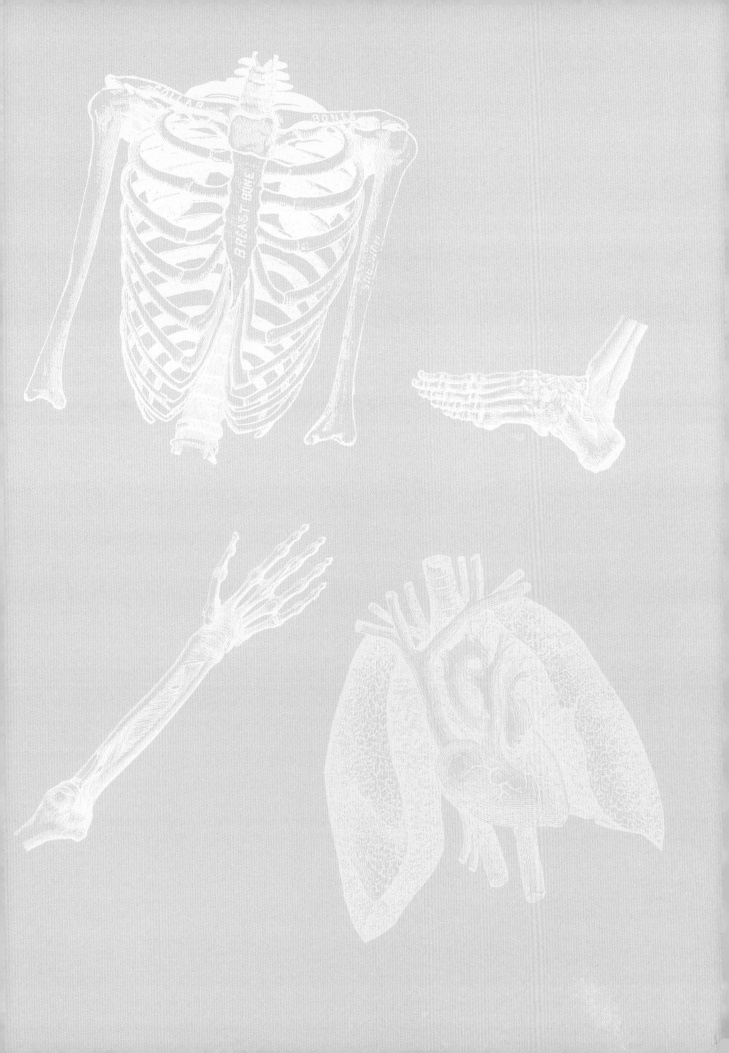

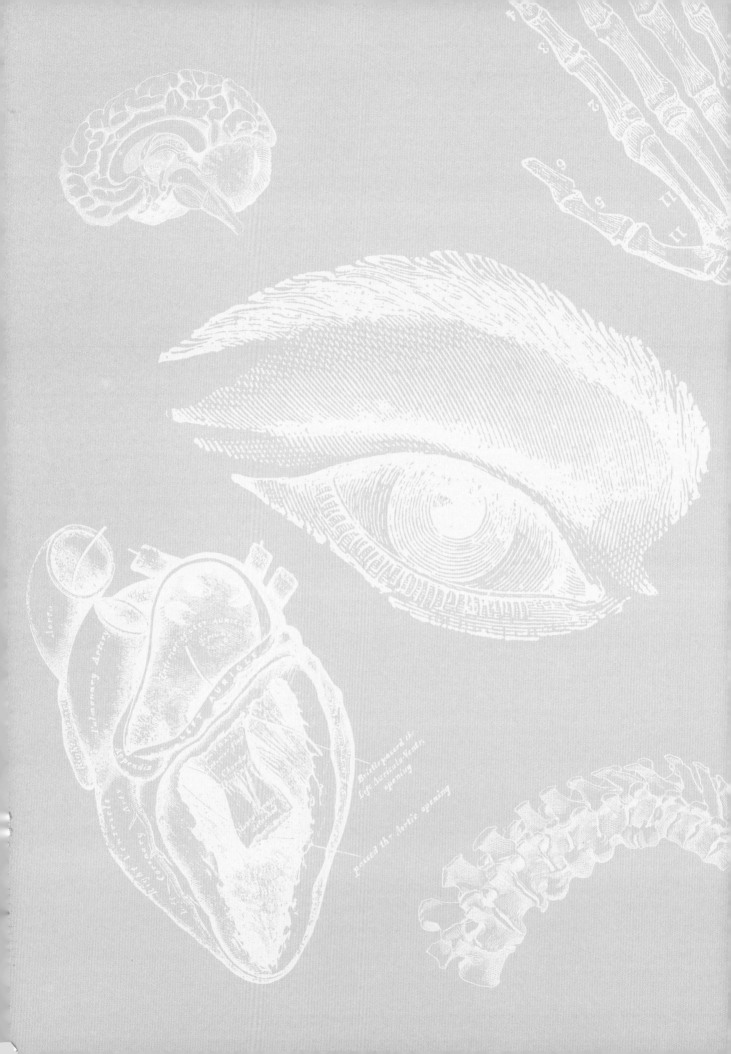